ACABUS
Verlag

Burkhard Linke und Silke Dörries-Linke

mit Lucie Flebbe

SCHOCKDIAGNOSE ALS

LEBEN UND PFLEGEN:
ZWEI SEITEN EINER UNHEILBAREN KRANKHEIT

Medizinische Biografie

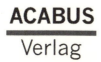

Linke, Burkhard; Linke-Dörries, Silke; mit Flebbe, Lucie: Schockdiagnose ALS. Leben und Pflegen: Zwei Seiten einer unheilbaren Krankheit, Hamburg, ACABUS Verlag 2014

Originalausgabe
ISBN: 978-3-86282-267-6

Lektorat: Alina Bauer, Elisabeth Hofmann, ACABUS Verlag
Umschlaggestaltung: © Jieshan Kong, ACABUS Verlag

Die eBook-Ausgabe dieses Titels kann über den Handel oder den Verlag bezogen werden.
PDF: ISBN 978-3-86282-268-3
ePub: ISBN 978-3-86282-269-0

Bibliografische Information der Deutschen Nationalbibliothek:
Die Deutsche Nationalbibliothek verzeichnet diese Publikation in der Deutschen Nationalbibliografie; detaillierte bibliografische Daten sind im Internet über http://dnb.d-nb.de abrufbar.

Der ACABUS Verlag ist ein Imprint der Diplomica Verlag GmbH, Hermannstal 119k, 22119 Hamburg.

© ACABUS Verlag, Hamburg 2014
Alle Rechte vorbehalten.
www.acabus-verlag.de
Printed in Europe

Inhalt

Vorworte 7

Kapitel 1: Spätsommer 2003 9

Kapitel 2: In Bewegung 11

Kapitel 3: Alarmsignal 29

Kapitel 4: Stiller Alarm 41

Kapitel 5: Diagnose-Marathon 55

Kapitel 6: Mit der Keule 67

Kapitel 7: Restlebenszeit 80

Kapitel 8: Der erste Versuch 92

Kapitel 9: Reise ins Ungewisse 103

Kapitel 10: Bangkok 113

Kapitel 11: Der errechnete Tod 129

Kapitel 12: Die letzte Pfeife 151

Kapitel 13: Rund um die Uhr 162

Kapitel 14: In der Burg 174

Kapitel 15: Noch mehr Träume 188

Dank 199

Vorworte

Als wir die Diagnose ALS erhielten, war das nicht nur für Burkhard ein Schock, sondern auch für mich als seine Ehefrau. Die weitreichenden Auswirkungen, die das Leben mit einem Pflegebedürftigen mit sich bringt, veränderten nicht nur das Leben meines Mannes, sondern auch mein eigenes bis in die privatesten Bereiche.

Silke Dörries-Linke, Dezember 2013

Für Amyotrophe Lateralsklerose (ALS), die heimtückische Krankheit an der auch der bekannte Physiker Stephen Hawking leidet, gibt es derzeit keine Heilung. Und ihre Folgen verändern das Leben in ausnahmslos allen Bereichen.

Nicht nur vom deutschen Medizinsystem fühlten meine Frau Silke und ich uns im Verlauf meiner Krankheit oft allein gelassen – manchmal kam es uns vor, als wären wir die einzigen Betroffenen, die dieses Schicksal nicht so klaglos wie möglich hinnehmen wollten.

Statt die ALS zu akzeptieren, war ich jedoch von Anfang an entschlossen, der Krankheit mit allen Mitteln den Kampf anzusagen, sei es mit einer Therapie in Thailand oder der von vielen Betroffenen gefürchteten künstlichen Beatmung.

Sowohl meine Frau als auch ich selbst hätten in dieser schweren und verwirrenden Zeit gerne mit anderen Betroffenen Erfahrungen ausgetauscht.

Leider war das nicht möglich. Die wenigen ALS-Patienten, die wir kennenlernten, schienen sich mit ihrem Schicksal abgefunden zu haben und vermieden es, darüber zu sprechen.

Deshalb haben wir uns jeden Schritt auf unserem Weg selbst gesucht – oft genug auch erkämpft – und tun das immer noch. Bis heute lassen wir keine Chance auf Besserung ungenutzt. Dabei bekamen wir rauen Gegenwind, oft aus unerwarteten Richtungen, zu spüren und stießen auf manchen Stolperstein.

So entstand die Idee, unsere ganz persönlichen, schwierigen und manchmal auch recht abenteuerlichen Erfahrungen mit der ALS und der daraus entstandenen Pflegebedürftigkeit aufzuschreiben.

Wir hoffen, dass unsere Geschichte anderen Betroffenen und ihren Angehörigen Mut machen kann, aktiv nach ihrem eigenen Weg im Umgang mit der Krankheit zu suchen.

Burkhard Linke, Dezember 2013

Mit dem Ehepaar Linke habe ich zwei ganz besondere Menschen kennengelernt. Ihr Mut, sich auch mit der niederschmetternden Diagnose ein selbstbestimmtes, gemeinsames Leben zu erkämpfen, beeindruckt.

Ich freue mich, dass ich eine Weile an ihrem Leben teilhaben und ihre ungewöhnliche Geschichte aufschreiben durfte.

Lucie Flebbe, Dezember 2013

Kapitel 1: Spätsommer 2003

BURKHARD

Mein Fuß gehorchte mir nicht.

Jedenfalls nicht so präzise, wie ich es aus zweiunddreißig Jahren aktivem Ballsport normalerweise gewohnt war. Seit meinem achten Lebensjahr hatte ich regelmäßig in einem Verein Fußball gespielt. Recht erfolgreich, nebenbei bemerkt. Deshalb bereitete es mir eigentlich keinerlei Schwierigkeiten, den Ball mit einem Fuß eine Weile in der Luft zu halten.

Doch heute, an diesem sonnigen Spätsommertag beim Kicken auf dem Spielplatz, gelang die Übung meinem zehnjährigen Sohn besser als mir. Von der Spitze meines rechten Turnschuhes prallte das Leder wieder und wieder nach vorn ab und rollte davon, anstatt senkrecht nach oben zu springen und erneut auf meinem Fuß zu landen. Es gelang mir nicht, den Ball zu kontrollieren.

Links funktionierte es besser. Das irritierte mich. Normalerweise handelte es sich bei meinem rechten Bein um mein Spielbein, mit dem sich die Bewegungen des Balles deutlich besser koordinieren ließen.

Aber so oft ich das kleine Kunststück heute wiederholte, das Ergebnis blieb das gleiche: Ich war nicht imstande, den Ball mit dem rechten Fuß senkrecht in die Luft zu kicken.

Die Ursache zu schlussfolgern, war nicht schwierig: Es musste am Fuß liegen. Es gelang mir offenbar nicht, die Fußspitze weit genug hochzuziehen. Hing sie herunter, sprang der Ball nach vorn weg statt nach oben.

Hatte ich mir vielleicht die Sehnen auf dem Fußrücken überdehnt, ohne es zu bemerken?

Bisher hatte mein Körper immer funktioniert. Wahrscheinlich sogar sehr viel zuverlässiger als bei den meisten anderen Menschen. Der Fuß – was auch immer damit los war – würde sicherlich von selbst wieder in Ordnung kommen.

Kapitel 2: In Bewegung

SILKE

Krankenschwester wollte ich nie werden. Verrückt im Nachhinein. Aber mir war tatsächlich bereits als Kind bewusst, dass ich für diesen Beruf nicht geeignet war. Dabei kümmerte ich mich paradoxerweise schon als kleines Mädchen hingebungsvoll um jeden Hilfebedürftigen in meiner Umgebung. Im Krankheitsfall umsorgte ich Mensch und Tier gleichermaßen liebevoll. Meine Pflegeaufgaben nahm ich sehr ernst und war dabei überraschend ausdauernd und zuverlässig. Mein einziges Problem dabei war, dass ich einfach viel zu viel Mitleid hatte: Ich fühlte mit den Betroffenen. Ich litt so stark mit ihnen, dass ich selbst todunglücklich wurde, wenn ich nicht in der Lage war, effektiv zu helfen. Ich konnte nicht akzeptieren, dass eine Beschwerdelinderung oder Heilung manchmal nicht möglich war. Dass mich dieses ausgeprägte Mitgefühl als Krankenschwester in Schwierigkeiten bringen würde, war mir schon sehr früh bewusst. Ändern konnte diese Gewissheit allerdings bis heute nichts daran.

Vor zehn Jahren – 2003 – starb mein letzter Hund.
Lucy war ein weißer Mops. Sie kam schon krank zu meinen Eltern und sollte ihr ganzes Leben auf ärztliche Betreuung angewiesen bleiben. Die ständigen Tierarztbesuche zerrten sichtlich an den Nerven meiner Mutter. Bald begann

sie, vor einem solchen Termin bereits zu Hause zu weinen. Also habe ich ihr diese Aufgabe abgenommen und fuhr mit Lucy unzählige Male in die Tierarztpraxis.

Dabei konnte ich die Situation keineswegs besser aushalten als meine Mutter. Ich litt mehr als Lucy selbst; das Tier nahm ja nur die konkrete Situation in der Tierarztpraxis als beängstigend wahr, während ich mir bereits lange vorher Sorgen um sie machte. Aber die Kleine brauchte Hilfe, also half ich. Für mich war unser kleiner Mops ein Familienmitglied.

Nach Lucys Tod habe ich tagelang geweint.

Als jüngstes von drei Kindern bin ich in der Kurstadt Bad Pyrmont geboren und in einem nahegelegenen Dorf, inmitten der grün bewaldeten Hügellandschaft des Weserberglandes, aufgewachsen.

Das Örtchen direkt am Waldrand bestand aus knapp dreißig Häusern. Darunter waren Bauernhöfe mit für die Gegend typischen Fachwerkhäusern. Wir Kinder kletterten auf Bäume, bauten Hütten aus Ästen und Laub und spielten in den grünen Labyrinthen der Maisfelder ‚Verstecken'.

Zu Hause war ich umgeben von Tieren, um die ich mich hingebungsvoll kümmerte. Meine Familie selbst hatte Katzen, einen Hund und Hühner. In unmittelbarer Nachbarschaft gab es aber auch Kühe und Schweine. Auf dem Bauernhof meines Onkels durfte ich im Alter von sieben oder acht Jahren Namen für die neugeborenen Kälbchen aussuchen, die ich umsorgte.

Um meinen Vater kümmerte ich mich ebenfalls. Seit ich denken konnte, litt er unter Rheuma und einer Herzerkrankung. Mit zehn oder elf Jahren war ich alt genug, um zu verstehen, wie stark seine Beschwerden waren und dass er unter Schmerzen litt. Bald begleitete ich ihn regelmäßig zu seinen Arztbesuchen, und wenn er mal im Krankenhaus war, war ich sein täglicher Gast.

Dementsprechend verbrachte ich viel Zeit auf den Besucherstühlen am Krankenbett und lernte so schon recht früh die Abläufe des Medizinbetriebs kennen. Ich wusste, was Untersuchungen, Visiten und Therapien waren, konnte Pfleger und Schwestern von den Ärzten unterscheiden und fand mich bald auch in unterschiedlichen Kliniken rasch zurecht.

Gern versorgte ich bei meinen Besuchen auch sämtliche Zimmernachbarn meines Vaters. Ich brachte ihnen Zeitschriften und Pralinen und füllte ihre Getränke aus den Vorräten der Schwestern auf.

Trotzdem verfestigte die Teilnahme am Klinikalltag in dieser Zeit meine Gewissheit, dass eine pflegerische Tätigkeit als berufliche Aufgabe für mich nicht infrage kam. Nicht, dass ich mich ekelte oder von den teilweise detailreichen Leidensberichten der Mitpatienten meines Vaters genervt gewesen wäre. In dieser Hinsicht war ich erstaunlich geduldig und viele Patienten öffneten mir rasch ihr Herz. Ich hatte einen guten Draht zu erkrankten Menschen.

Die Zeit im Krankenhaus war jedoch jedes Mal sehr anstrengend und nervenaufreibend für mich. Oft fragte ich mich noch Wochen später, was wohl aus den Mitpatienten meines Vaters geworden war, ob sie das Krankenhaus inzwischen wieder verlassen hatten, gesund geworden waren oder es ihnen womöglich noch schlechter ging.

Die Sorge um die fremden Menschen ließ mich nicht los. Es gelang mir nicht, abzuschalten und die ganzen Leidensgeschichten zu vergessen. Nach jedem Krankenhausaufenthalt meines Vaters hatte ich tagelang Schwierigkeiten, zur Ruhe zu kommen.

In persönlicher Hinsicht aber machte mich die frühe Konfrontation mit der Krankheit meines Vaters und ihren Auswirkungen stärker. In unserer Familie war es eine Selbstverständlichkeit, zusammenzuhalten. Wir begleiteten einander auch in schwierigen Zeiten und lernten, mit der Erkrankung und ihren Folgen umzugehen und unser Leben weiterzuleben.

Wir unterstützten einander.

Dass das längst nicht so selbstverständlich war, wie es mir damals vorkam, sollte mir erst viel später bewusst werden.

Trotz der Grübeleien, in die mich die Konfrontation mit der Krankheit meines Vaters gelegentlich versinken ließ, war ich alles in allem ein kreatives, fröhliches Kind, das gern bastelte, viel lachte und nebenbei ein wenig zur Sturheit neigte. Ich bin Linkshänderin und wie damals noch üblich versuchten meine Lehrer in der Schule hartnäckig, mich umzuerziehen. Schreiben lernte ich mit der rechten Hand; alles weitere erledigte ich weiterhin unbeirrt mit links.

Auch für Fußball interessierte ich mich schon früh, denn der Ballsport war bei uns zu Hause Dauerthema. Gerade weil er selbst gesundheitlich eingeschränkt war, sah mein Vater sich alle Spiele an. Ich selbst kannte mich bald ebenso gut aus. Ich war immer auf dem Laufenden und wusste auswendig, wer derzeit an der Tabellenspitze stand.

Ich wuchs zusammen mit meiner zehn Jahre älteren Schwester und meinem neun Jahre älteren Bruder auf. Bereits mit neun Jahren machte meine Schwester mich zur Tante und von da an kümmerte ich mich begeistert um meine kleine Nichte, die eher eine jüngere Schwester für mich darstellte. Im Laufe der Zeit kamen noch drei weitere Neffen dazu.
Es machte mir Spaß, mich mit den kleineren Kindern zu beschäftigen. Stundenlang konnte ich mit ihnen spielen.

Nach dem Schulabschluss musste ich nicht lange über meinen weiteren Weg nachdenken: Ich wollte Erzieherin werden. Die Arbeit mit den Kindern, aber auch die kreativen Anteile des Jobs wie Basteln, Umräumen und Dekorieren, machten mir Spaß.

Als ich die schulische Ausbildung beendet und meinen Abschluss in der Tasche hatte, stieß ich allerdings auf Stolpersteine, die ich vorher nicht gesehen hatte.

Statt eine Anstellung in meinem erlernten Beruf zu finden, landete ich mit Anfang zwanzig erst einmal in einem Bürojob. Begeistert war ich darüber im ersten Augenblick nicht. Büroarbeit war wirklich nicht mein Traum gewesen.

Überraschenderweise machte es mir der neue Job unerwartet leicht, mit ihm Freundschaft zu schließen: Ich hatte nette Kollegen und freundliche Chefs und meine fröhliche und kommunikative Art wurde geschätzt. Nach kurzer Zeit durfte ich Kundengespräche führen und kassieren. So entdeckte ich ganz nebenbei mein Verkaufstalent, das ohne diese unvorhergesehene Abzweigung in meinem Lebensweg vielleicht unentdeckt geblieben wäre.

Auch von den Kunden bekam ich viel Anerkennung und Lob. Nicht zu vergessen, verdiente ich jetzt natürlich zum ersten Mal mein eigenes Geld und konnte auf eigenen Füßen stehen.

Meine erste eigene Wohnung renovierte und strich ich selbst. Meine alten Gardinen färbte ich passend ein. Blau. Neue Vorhänge konnte ich mir noch nicht leisten.
In meinem neuen, eigenen Leben fühlte ich mich auf Anhieb wohl. Selbstständig. Erwachsen. Frei.
Ich genoss die neue Unabhängigkeit in vollen Zügen. Ich ging aus bis spät in die Nacht, gönnte mir vom ersten Geld schicke Klamotten und reiste spontan, solange der Lohn reichte.
Meist ging es ab in die Sonne. Gern warf ich aus einer Laune heraus ein paar leichte Sachen in meinen winzigen Koffer und machte mich auf den Weg gen Süden. Vorzugsweise nach Spanien oder Italien, um am Strand zu feiern oder zu faulenzen.
Aber auch Städtereisen hatten ihren Reiz. Dabei war es mir wichtig, nichts zu verpassen. Ich war tagelang auf den Beinen und nahm möglichst jede Sehenswürdigkeit mit: Beim Kurztrip nach Hamburg zum Beispiel durften weder die Reeperbahn noch die Hafenrundfahrt oder der Fischmarkt fehlen.
Langeweile durfte bei mir nicht aufkommen. Allerdings gestaltete es sich als äußerst schwierig, einen Menschen – bestenfalls einen Partner – zu finden, der genauso lebenslustig, aktiv und spontan war. Viele meiner Bekannten und

Bekanntschaften hielten mein Tempo auf Dauer einfach nicht durch. Ihnen ging irgendwann schlicht die Puste aus. Das änderte sich erst 2005.

In jenem Jahr begegnete ich Burkhard. Alles passte auf Anhieb. Mein Tempo war auch seins: Autobahn, linke Spur. Er konnte Schritt halten, blieb nicht nach den ersten Wochen übermüdet hinter mir zurück.

Oft gingen wir bis morgens aus, fuhren einfach spontan an die See oder gleich in den Urlaub. So gut wie immer waren wir unterwegs. Kaum zu Hause angekommen, wurde die Wäsche gewaschen und der Koffer wieder bereitgestellt.

Wir nutzten jeden Tag, jede freie Stunde. Spontan ging es an den Wochenenden nach Dresden, Köln, Hamburg, zum Wandern in den Harz oder zum Oktoberfest nach München.

In den ersten zwei Jahren unserer Beziehung haben wir mehr unternommen, als manch andere Paare in zehn gemeinsamen Jahren schaffen.

Im Nachhinein bin ich froh darüber.

Burkhard

Ich war mein Leben lang in Bewegung, wahrscheinlich mehr als viele andere. Habe ohne Langeweile gelebt. Konsequent.

Geboren wurde ich am 30. Januar 1962 als ältester Sohn von dreien. Erst kurz vor meiner Geburt waren meine Eltern von Hamburg nach Hameln im Weserbergland gezogen. Es waren berufliche Gründe, die meine Familie in die

Rattenfängerstadt führten. Mein Vater war zuvor als Maschinenbauingenieur bei einer großen Schiffbaufirma im Hamburger Hafen tätig gewesen. Eine in Hameln ansässige Firma, die Straßenbaumaschinen fabrizierte, hatte ihm eine bessere Anstellung angeboten. Dort entwickelte er jetzt die großen, gelben Maschinen, die auf Autobahnen den Straßenbelag aufnehmen. Damals gab es nur zwei Hersteller in ganz Deutschland.

Noch im selben Jahr bauten meine Eltern ein Haus am Stadtrand von Hameln. Die gesamte Gegend war ein Neubaugebiet, in dem sich zahlreiche Familien mit Kindern angesiedelt hatten.

Ich gehörte zu den geburtenstarken Jahrgängen der sechziger Jahre und hatte unzählige Spielkameraden und -kameradinnen in unmittelbarer Umgebung. Im Sommer waren die Straßen unserer Siedlung voll mit Kindern, die Rollschuh oder Fahrrad fuhren. Meine Brüder und ich brauchten nur vor die Tür zu gehen und uns an den Spielen zu beteiligen.

Mein Interesse für Technik wurde bereits im Alter von vier oder fünf Jahren geweckt. Ich reichte oft meinem Vater die Schraubenschlüssel, wenn er in der Grube im Boden unserer Garage saß, um unser Auto zu reparieren. Ich war fasziniert von Maschinen und Motoren. Sofort fing ich selbst an, an Fahrrädern herumzuschrauben.

Ab dem sechsten Lebensjahr kam Straßenfußball dazu.

Sehr viel Zeit habe ich als Kind auch im nahegelegenen Wald verbracht. Die grünen Weserberge mit ihren Bäumen, Felsen und Bächen boten uns Kindern einen riesigen, natürlichen Abenteuerspielplatz. Wir genossen damals wohl mehr Freiraum, als die meisten Kinder heute kennenlernen. Oft verschwanden wir gleich nach dem Mittagessen im Wald und kehrten abends erschöpft von unseren Abenteuern zurück.

Meist war ich mit mehreren Freuden unterwegs, die mein Interesse, auf sehr hohe Bäume zu klettern, teilten. Aber auch Messer- und Axtwerfen gehörten zu unseren Freizeitaktivitäten. Außerdem veranstalteten wir Seifenkistenrennen. Die Wagen bauten wir uns aus ausrangierten Kinderkarren selbst zusammen.

Natürlich ließen sich Unfälle nicht vermeiden. Hin und wieder blieb schon mal ein Messer in einem Bein stecken oder jemand fiel aus einem Baum und landete im Krankenhaus.

Als ich größer wurde, fuhr ich oft mit dem Fahrrad zum Güterbahnhof. Auf einem Abstellgleis standen mehrere ausgemusterte Dampfloks zum Verschrotten bereit. Die Maschinen fesselten unser Interesse und das Abstellgleis entpuppte sich als aufregender Spielplatz.

Wir untersuchten die Lokomotiven genau und fanden schnell heraus, dass wir hinten in den Tender klettern konnten, der in fahrbereitem Zustand eigentlich mit Wasser gefüllt gewesen wäre. Im Sommer herrschte im Innern der Dampflok eine Wahnsinnshitze. Das Metall kochte; im Vergleich dazu herrschte in einer Sauna ein geradezu gemäßigtes Raumklima.

Gern sammelten meine Freunde und ich auch trockenes Gras, stopften es in den Schornstein und steckten es an. Die Leute in den umliegenden Schrebergärten sollten denken, die Lok führe los.

Mit acht trat ich dann endlich dem örtlichen Fußballverein bei. Damals verhalfen die geburtenstarken Jahrgänge meiner Generation dem Club zu vier Jugendmannschaften in meiner Altersklasse. Heute sind viele Vereine schon froh, wenn sie eine Mannschaft zusammenbekommen.

Schon als Kind war ich meist einer der größten und kräftigsten Spieler auf dem Platz – meine spätere Körpergröße von 1,92m bei etwa neunzig Kilo Gewicht war bereits vorauszuahnen. Schnell wurde ich in der Mannschaft zum ‚Mann für spezielle Aufgaben'. Anfangs war ich dafür zuständig, die besten Spieler der Gegenmannschaften zu decken. Später war ich als Torjäger unterwegs.

Durch den Fußballverein hat sich mein Freundeskreis schlagartig noch einmal gewaltig erweitert. Die Kinder in den vier Mannschaften meiner Altersklasse kamen aus dem gesamten Stadtgebiet. Glücklicherweise war ich mit dem Fahrrad bereits recht mobil, so dass ich meine neuen Fußballfreunde auch in anderen Stadtteilen besuchen konnte.

In dieser Zeit bildeten sich Jugendgangs, mit denen es immer wieder zu kleineren Reibereien kam. Nach der Schule verabredeten wir uns zum Raufen. Das Kräftemessen mit den anderen gehörte dazu. Durch meine Körpergröße und meine sportlichen Aktivitäten gehörte ich nicht zu den Schwachen und konnte mir rasch Respekt verschaffen.

So gelang es mir relativ früh, Selbstbewusstsein und eine gewisse Selbstständigkeit zu entwickeln. Und auch Verantwortung für andere brachten meine Eltern mir bei.

„Du bist der Älteste", pflegte mein Vater mich zu erinnern. „Sei vernünftig und pass auf deine Geschwister auf."

Leider siegte meine Vernunft nicht immer.

Die erschrockenen Gesichter meiner Eltern, wenn ich mal wieder mit einer zerrissenen Jacke oder Hose nach Hause kam, ließen mich hin und wieder zu einer Notlüge greifen. „Ich bin mit dem Fahrrad gestürzt", war eine oft strapazierte Ausrede, wenn mein Vater nicht merken sollte, dass ich mal wieder von einer Rauferei kam.

Meine Technikkarriere war nicht zu bremsen: Nachdem ich mich mit zehn Jahren an die Reparatur der Drei-Gang-Narbenschaltungen der Zweiräder meiner Freunde getraut hatte, reparierte ich mit zwölf die Mofas der älteren Nachbarskinder. Zu einer erfolgreichen Reparatur gehörte natürlich eine ausgiebige Probefahrt und so rauschte ich mit den geliehenen Mofas über abgelegene Waldwege. Mit vierzehn kaufte ich mein erstes eigenes Mofa – defekt und mit Motorschaden – von meinem Taschengeld. Ich bekam es tatsächlich wieder flott. Bald darauf, mit etwa fünfzehn, entdeckte ich, dass der Spielrasenplatz in der Nähe meines Elternhauses von älteren Jugendlichen als Motorradtreffpunkt genutzt wurde.

Kurzerhand gesellte ich mich mit meinem frisch reparierten fahrbaren Untersatz dazu. Viele der Zweiradfans, die sich dort versammelten, waren bereits volljährig. Sie fuhren natürlich schon richtige Motorräder. Ich wurde als der ‚Kleine mit dem Mofa' belächelt. Allerdings nur, bis die ersten von ihnen meine Schrauberqualitäten erkannten. Wenige Tage später standen die ersten Motorräder zur Reparatur in der Einfahrt meiner Eltern, was mein Taschengeld schlagartig aufbesserte. Außerdem mussten selbstverständlich auch die großen Maschinen nach der erfolgreichen Reparatur

Probe gefahren werden. Wahrscheinlich verdankte ich es meiner Körpergröße und dem Helm, dass ich nie erwischt wurde.

Mein Ziel zu diesem Zeitpunkt war klar: Sobald ich den ‚großen Führerschein' machen konnte, würde ich ein eigenes Motorrad besitzen.

Tatsächlich war es am Ende genau andersherum: Ich besaß das eigene Motorrad bereits vor dem Führerschein.

Wie alle jungen Leute entwickelte auch ich eine Vorliebe für schnelle Maschinen. Diese gipfelte später im Ritt auf der Rakete: einer *Suzuki GS X 1300 R Hayabusa* mit hundertfünfundsiebzig PS und einer Spitzengeschwindigkeit von 330 km/h.

Ich verunglückte nie. Vermutlich kam mir zugute, dass ich schon als Kind auf motorisierten Zweirädern geübt hatte und die Maschinen dementsprechend beherrschte. Eine Vielzahl meiner damaligen Freunde hingegen kamen durch Motorrad- und Autounfälle ums Leben. Das war mir immer wieder eine Warnung, nicht zu übermütig zu werden.

Mit sechzehn eröffnete mir meine Vorliebe für Kleinkrafträder noch ganz andere, bis dahin ungeahnte, Möglichkeiten: Ein klarer Vorteil der Maschinen war, dass ich eine Freundin hinten auf dem Sozius mitnehmen konnte.

So entdeckte ich, sozusagen nebenbei, eine weitere meiner Leidenschaften: Mädchen.

Außerdem hatte ich mir einen kleinen Nebenjob bei der ortsansässigen Bausparkasse besorgt. Das Unternehmen beschäftigte damals etwa dreitausend Mitarbeiter.

Meine Aufgabe bestand darin, werktags von siebzehn bis neunzehn Uhr dreißig mit einem speziellen Nasssauger die Essbereiche der Kantine zu säubern und Flecken und Kaugummi von Polstern, Tischen und Boden zu entfernen.

Damit war mein Tag voll ausgefüllt: Vormittags besuchte ich das örtliche Gymnasium, nachmittags erledigte ich erst die Hausaufgaben, dann den Nebenjob und fuhr hinterher zu meiner Freundin. Oft blieb ich über Nacht, um sie am nächsten Morgen zu ihrer Lehrstelle zu begleiten. Danach schaute ich kurz zu Hause vorbei – hauptsächlich, um meine Schultasche abzuholen.

An den Wochenenden reparierte ich weiterhin Mopeds, und die Sonntagmittage blieben für Fußballspiele reserviert.

Vierundzwanzig Stunden pro Tag reichten mir zu dieser Zeit einfach nicht aus.

Nebenbei liefen zur gleichen Zeit auch die Vorbereitungen für das Abitur. Ich habe die Schule nach dem ökonomischen Prinzip betrieben: Mit minimalem Aufwand maximalen Ertrag rausholen. Aufgrund meiner vielen Freizeitaktivitäten war meine Zeit zum Lernen verständlicherweise begrenzt. Trotzdem war ich ein ganz ordentlicher Schüler, auch wenn ich die meisten Fächer als notwendiges Übel betrachtet habe. Nur die Naturwissenschaften interessierten mich wirklich.

Kurz vor dem Abitur – inzwischen war ich längst im Besitz des Führerscheins – eröffnete sich mir unerwartet eine neue Möglichkeit: Einer meiner Freunde hatte es fertiggebracht, einen Porsche kaputtzufahren!

Ich konnte dieses Auto schwer beschädigt für kleines Geld erstehen.

Die Motorradreparaturen und mein Nebenjob füllten meine Kasse zuverlässig. Dieser glückliche Umstand versetzte mich nicht nur in die Lage, das begehrte Fahrzeug tatsächlich in meinen Besitz zu bringen, sondern auch gebrauchte Ersatzteile zu erstehen. Nach wenigen Wochen hatte ich den Wagen wieder in Schuss gebracht. Meine finanzielle Lage erlaubte mir, den Wagen von einem Kumpel neu lackieren zu lassen. Natürlich rot.

Die letzten Monate vor dem Schulabschluss fuhr ich also mit einem Porsche *Targa* mit abnehmbarem Dach zum Unterricht.

Bedenkt man, dass zu diesem Zeitpunkt der Citroen C4 – besser bekannt als die ‚Ente' –, in möglichst gammeligem Zustand, das beliebteste Lehrerauto war, kann man sich die Wirkung meines Wagens auf dem Parkplatz vorstellen.

Im Frühjahr hatte ich mein Abi in der Tasche. Die letzten Wochen in der Schule machten wir zur einer großen Party.

Kurz nach dem Abitur allerdings beendete der ins Haus flatternde Einberufungsbescheid zum Grundwehrdienst die Party jäh.

Eigentlich kein Grund, in Jubel auszubrechen, doch bei der Musterung hatte ich in weiser Voraussicht als ‚Verwendungswunsch' die technische Truppe angegeben.

Und tatsächlich wurde mein Wunsch erhört: Ich wurde in eine Instandsetzungs-Ausbildungskompanie für Panzer in Lüneburg berufen. Mir als Technikfan kam das wie eine Einladung zu einem riesigen Abenteuer vor.

Ich absolvierte die entsprechenden Lehrgänge für Leopardenkampfpanzer und weil gerade Mangel an Schulungspersonal herrschte, wurde ich gleich nach der vierteljährigen Ausbildung selbst zum Ausbilder ernannt. Unversehens leitete ich eine Ausbildungsstation für Kampfpanzerinstandsetzung.

Außerdem war ich rasch der Hauptnutzer der kaserneneigenen Kfz-Schrauberhalle geworden. Wie von Zauberhand füllte sich das Gelände mit alten Autos, die ich ungestört und unter hervorragenden Arbeitsbedingungen instand setzen konnte, um dann mit den zahlreichen Kameraden lukrative Kraftfahrzeuggeschäfte zu tätigen.

Während meine Kameraden abends in der Kantine saßen, war mein Feierabend bei der Bundeswehr gefüllt mit Abendlehrgängen im Berufsbildungswerk, Schrauben in der Kfz-Halle und der mittwochabendlichen Diskonacht.

Freitagnachmittags ging es nach Hause.

Die meisten der dreihundert Rekruten unserer Kompanie kamen aus dem Rheinland – Köln und Aachen – und hatten bis Hannover den gleichen Heimweg wie ich.

Wenn der IC in Hannover die Türen öffnete, kullerten meist jede Menge Bierdosen auf den Bahnsteig.

Nach dem Wehrdienst waren die Weichen für meine berufliche Laufbahn gestellt: An der Technik kam ich nicht mehr vorbei. Das war einfach genau mein Ding.

Mit vierundzwanzig Jahren beendete ich das Studium des Maschinenbaus mit der unerwarteten Abschlussnote von 1,3.

Meinen ersten Arbeitsvertrag hatte ich zu dem Zeitpunkt bereits unterschrieben: Ich würde bei der Firma *WABCO-Westinghouse*, einem großen Hersteller für LKW-Bremssysteme, anfangen. Ich hatte eine Stelle als Entwicklungsingenieur bekommen.

In dieser Zeit erstellte ich hauptsächlich Konstruktionszeichnungen. Große Formate A1 und A0, mit über einem Meter Kantenlänge, wurden damals noch von Hand mit Tusche angefertigt. Kleinere Zeichnungen allerdings druckte ich bereits per Computer aus.

Anfang der neunziger Jahre wechselte ich zu *Mannesmann Rexroth* mit Hauptsitz in Düsseldorf und stellte mich einer neuen beruflichen Herausforderung: Ich sollte ein Qualitätssicherungssystem aufbauen. Also ein System, das einen möglichst gleichbleibenden Standard der Arbeit und der Produkte garantierte. Wie das allerdings funktionieren sollte, wusste niemand so ganz genau, denn zu dem Zeitpunkt war das Qualitätsmanagement in den Firmen absolutes Neuland. Außer einem circa zehnseitigen Normpapier gab es absolut keine Unterlagen, an denen ich mich hätte orientieren oder auf denen ich hätte aufbauen können. Ich fing praktisch bei null an.

Nach dreizehn Monaten hatte ich ein Handbuch für das zukünftige Qualitätsmanagement erstellt und führte die Firma erfolgreich durch die Zertifizierung.

Nach einem weiteren Arbeitsplatzwechsel landete ich anschließend beim Automobilzulieferer *BOSCH*, einem Weltkonzern mit dreihundertzwanzigtausend Mitarbeitern. Mein Arbeitsplatz war nun ein Werk bei Hannover.

Dort wurde ich zum ‚Mann für spezielle Aufgaben', eine Rolle, die mir ja schon immer gefallen hatte.

Als der Konzern eine neue Computersoftware, das *SAP*-Programm, einführte, konnte ich in einem kleinen Team bei der Anpassung der *SAP*-Standardsoftware an die Anforderungen des Konzerns mitwirken.

Nach circa einem Jahr wurde dieses Programm im Konzern weltweit erfolgreich eingeführt.

Als ‚Werksleiter Qualitätsmanagement' war ich weiterhin für die kontinuierliche Verbesserung der Arbeitsabläufe im Unternehmen zuständig. Diese Arbeit ermöglichte mir einen Überblick über das ganze Werk und ich erhielt umfassenden Einblick in sämtliche Abteilungen und Abläufe. Der Job machte mir Spaß. Er erforderte Kreativität und konfrontierte mich immer wieder mit neuen Herausforderungen und Überraschungen. Das zu meistern, machte mich ein wenig stolz. Nie im Leben wäre ich auf den Gedanken gekommen, mein Berufsleben vorzeitig zu beenden.

Auch privat war mein Leben in der Zwischenzeit natürlich nicht stehengeblieben. Ich hatte meine erste Frau kennengelernt, geheiratet und hatte einen Sohn und eine Tochter bekommen.

Außerdem hatte ich im Nebenerwerb auch noch eine kleine Hausverwaltungsfirma gegründet. Mit meiner Familie lebte ich wieder in meiner alten Heimat, der Rattenfängerstadt Hameln. Doch meine Ehe war nicht von Dauer.

Neben dem Fußball hatte ich inzwischen auch das Kanufahren als Hobby entdeckt. Das Dahingleiten auf dem Wasser und die Nähe zur Natur gefielen mir. Die Paddelbewegung forderte ganz andere Muskeln als das Fußballspiel und stellte eine willkommene Abwechslung dar.

Mehrfach nahm ich an Kanuwettkämpfen teil. Die Strecke Hannoversch-Münden bis Hameln brachte mir sogar wiederholt die Goldmedaille ein. An den Wochenenden bewegte ich mich bis zu zweihundert Kilometer per Boot.

Ich hatte viele Leidenschaften. Langeweile kannte ich nicht. Stillstand war für mich keine Option.

Kapitel 3: Alarmsignal

BURKHARD

Von Kindheit an war ich kräftig, sportlich und selbstbewusst gewesen. Bei allen Abenteuern und Aktivitäten hatte mein Körper mich nie im Stich gelassen. Ich war daran gewöhnt, dass er zuverlässig wie ein Schweizer Uhrwerk funktionierte. Deshalb war ich überzeugt, dass die kleinen Balllenkungsprobleme beim Kicken mit den Kindern von selbst wieder verschwinden würden. Etwas anderes kam mir gar nicht in den Sinn.

Die kleine Unregelmäßigkeit störte nicht einmal, denn ich hatte zu dem Zeitpunkt gerade nach zweiunddreißig Jahren die Fußballschuhe an den Nagel gehängt. Endgültig. Denn mittlerweile hatte ich sogar bei den ‚alten Herren' schon zu den Senioren gezählt. Es war Zeit gewesen, die Jüngeren zum Zug kommen zu lassen.

Beim Kajakfahren leisteten die Arme und die Rumpfmuskulatur die Hauptarbeit, weswegen ich durch die winzige Unstimmigkeit keinerlei Einschränkung spürte. Sportlich aktiv konnte ich schließlich noch immer sein.

Auch im Job behinderte mich das kleine Fußhandicap nicht: Problemlos fuhr ich Auto, stieg die Treppen zum Büro hinauf und marschierte über das Werksgelände und durch die Produktionshallen. Im Alltag geriet die Hebeschwäche meines Fußes in Vergessenheit.

Bis zum Jahresende. Da bemerkte ich plötzlich ein deutliches, patschendes Geräusch beim Gehen, das mir vorher nicht aufgefallen war. Hervorgerufen wurde es durch das Aufsetzen meines rechten Fußes. Tatsächlich ‚klang' mein rechter Fuß anders als der linke. Lauter, vor allem. Bei genauem Hinsehen fiel auf, dass ich das rechte Knie etwas höher anhob, um die Fußspitze überhaupt vom Boden abheben zu können.

Das Fußhebeproblem war noch da und es machte jetzt plötzlich auch im Alltag auf sich aufmerksam. Es schien sich verschlimmert zu haben, statt zu verschwinden. Noch immer hoffte ich, dass eine irgendwie geartete Überdehnung von Sehnen oder Bändern eine naheliegende Erklärung war.

Obwohl ich keinerlei Schmerzen hatte, entschloss ich mich nun doch, fachkundigen Rat einzuholen und einen Orthopäden aufzusuchen. Nur zur Sicherheit.

„Im Augenblick beträgt die Wartezeit für einen Termin drei Monate", bremste mich eine Sprechstundenhilfe am Telefon.

Zu meiner Überraschung machte gleich darauf die Erwähnung meiner privaten Krankenversicherung einen kurzfristigeren Termin möglich.

Deshalb saß ich schon wenige Tage später im Untersuchungszimmer auf einer mit Papier abgedeckten Behandlungsbank und schilderte meine Beschwerden, während der streng aussehende Mediziner über seine Brille hinweg einen prüfenden Blick auf meinen rechten Fuß warf. Dann bewegte er mein Sprunggelenk ein paar Mal prüfend in verschiedene Richtungen.

„Alles in Ordnung, Herr Linke", lautete sein rasches Urteil. „Machen Sie sich keine Sorgen."

Ich freute mich.

Nachdem der Fachmann meine Meinung, dass kein Anlass zur Sorge bestand, bestätigt hatte, sah ich keinen weiteren Handlungsbedarf. Obwohl mir natürlich bewusst war, dass „alles in Ordnung" streng genommen nicht korrekt sein konnte. Schließlich war der Kraftverlust meiner rechten Fußmuskulatur nach wie vor spürbar. Mittlerweile hielt dieser Zustand schon fast ein halbes Jahr an.

Zumindest war die Sache nicht dramatisch – sie schmerzte nicht, ja, sie behinderte mich nicht einmal. Sogar Sport konnte ich treiben und krank fühlte ich mich auch nicht.

Erst einige Monate später, im Frühjahr 2004, gelang es mir nicht länger, das Problem zu ignorieren. Immer häufiger geriet ich in Konflikt mit Türschwellen, Teppichkanten und Treppenstufen. Meine Zehenspitze blieb an den kleinsten Unebenheiten des Fußbodens hängen. Durch das ständige Stolpern drängelte sich das Problem meines Fußes immer wieder hartnäckig in den Vordergrund meines Bewusstseins.

Allmählich kam ich zu dem Schluss, dass eine zweite Meinung zum Zustand meines Beines nicht schaden könnte.

Vielleicht handelte es sich doch nicht um eine Sehnenschädigung? Vielleicht funktionierte ein Nerv nicht richtig? Dann war der Orthopäde einfach der falsche Ansprechpartner gewesen. Ein Neurologe musste her.

Ich fand die Adresse eines niedergelassenen Neurologen und bekam auch bei ihm verhältnismäßig zügig einen Termin.

Drei Monate nach der ersten Untersuchung lag ich also erneut auf einer mit abwischbarem, grauem Kunstleder bezogenen Behandlungsbank, die für meine Körperlänge irgendwie zu kurz erschien. Das plastikartige Polster der Bank klebte an meinen nackten Oberschenkeln.

Diesmal beschränkte sich die ärztliche Untersuchung nicht auf die bloße Betrachtung meines Beines. Der Mediziner ließ mich verschiedene Bewegungen durchführen und testete mithilfe eines Metallhämmerchens die Reflexe meiner Beinmuskulatur unterhalb des Kniegelenkes und an der Achillessehne.

Schließlich folgte noch eine Messung der Nervenleitgeschwindigkeit. Zu diesem Zweck brachte der Arzt mit Schwämmchen angefeuchtete Metallelektroden an meinem nackten Bein an.

Wasser in Verbindung mit Strom? Eine gewöhnungsbedürftige Kombination, fand ich.

Auch diese umfangreichen, neurologischen Untersuchungen lieferten kein Ergebnis.

„Leider kann ich Ihnen nicht sagen, warum Ihrem Fuß die Kraft fehlt, Herr Linke", erklärte mir der Arzt bedauernd. „Haben Sie Geduld! Nerven benötigen nach einer Verletzung nicht selten Monate, um sich vollständig zu regenerieren."

Erstaunlicherweise hatte das Ergebnis, dass es wieder kein Ergebnis gab, auch dieses Mal eine beruhigende Wirkung auf mich. Sein Urteil bestätigte immerhin die Einschätzung des Orthopäden. Im Klartext bedeutete es doch, dass alles in Ordnung war.

Dummerweise geriet ich weiterhin mit Bodenunebenheiten und Teppichkanten aneinander. Hartnäckig brachte mich die Fußhebeschwäche aus dem Gleichgewicht und ließ mich immer wieder ins Stolpern geraten.

Ein knappes halbes Jahr später, im Spätsommer 2004, gab ich den Versuch, die Beschwerden zu ignorieren, entnervt auf.

Ich startete den dritten Anlauf, um endlich eine Erklärung für die Funktionsstörung meines Beines zu finden. Zu diesem Zweck besorgte ich mir selbstständig einen ambulanten MRT-Termin im Krankenhaus.

Die MRT, die Magnet-Resonanz-Tomographie, ist umgangssprachlich auch als ‚Schichtröntgen' bekannt; so weit hatte ich mich im Vorfeld informiert. Das Gerät scannt nicht nur Knochen, sondern auch Muskeln und Weichteile auf Unversehrtheit ab. Scheibchenweise durchleuchtet es das Bein und spuckt viele kleine Fotos davon aus. Auf denen sind Querschnitte auf verschiedenen Höhen der durchleuchteten Gliedmaße zu sehen. Die Aufnahmen werden im Zentimeterabstand gemacht, vom Knöchel, den Unterschenkel hinauf, bis zum Knie. Die in diesem Bereich verlaufenden Blutgefäße, Nerven, Muskeln und Sehnen werden als größere oder kleinere, meist rundliche Strukturen abgebildet. Durch den Vergleich der einzelnen Querschnitte miteinander können die Ärzte Verletzungen, Quetschungen oder Verengungen erkennen.

„Auch ein Bandscheibenvorfall oder ein ähnliches Rückenproblem kann unter Umständen die Nerven im Bein in Mitleidenschaft ziehen", erklärte mir ein hochgewachsener Arzt bei der Voruntersuchung im Krankenhaus. „Deshalb werfe ich vorsichtshalber auch einen Blick auf Ihre Wirbelsäule, Herr Linke."

Ich musste mich bücken und strecken; der Mediziner bog und drehte meinen Rücken in alle Richtungen.

„Tut Ihnen dabei irgendetwas weh?", erkundigte sich der Arzt.

Ich schüttelte den Kopf. Meine Wirbelsäule machte alle Verrenkungen bereitwillig mit. Und auch an Muskulatur mangelte es mir nicht.

Das Fazit des Arztes: „Ihr Rücken ist fit, Herr Linke."

Damit war mein Bein als Übeltäter identifiziert. Die MRT durchleuchtete es, scheibchenweise, wie eine Salami. Und hinterher nahm der Mediziner jede einzelne Scheibe unter die Lupe und prüfte sie auf Auffälligkeiten.

Ergebnis: Es gab keine. Das Bein war in Ordnung. Herzlichen Glückwunsch!

Aber meine Teppichkantenprobleme blieben mir weiterhin erhalten. Ich gab auf, mir selbst einzureden, ich hätte keine Beschwerden, nur weil Ärzte und Maschinen keine Ursache dafür fanden.

Anfang 2005 startete ich den nächsten Versuch der Aufklärung. Mittlerweile bestand meine Fußhebeschwäche beinahe seit eineinhalb Jahren.

Ich sparte mir die ambulanten Arztbesuche und Voruntersuchungen und wandte mich gleich an ein Krankenhaus: An die Neurochirurgische Station einer Klinik in der Medizinhochburg Bad Pyrmont.

Zu den Heilquellen dieses Ortes waren immerhin schon Kurfürsten und Königinnen gepilgert. Sogar Goethe soll sich hier erholt haben. Noch heute kurieren Krankenhäuser und Rehakliniken scharenweise Patienten, die aus ganz Deutschland anreisen. Hier würden die Ärzte wohl in der

Lage sein, meinen lächerlichen Fußbeschwerden endlich auf den Grund zu gehen.

In der Pyrmonter Klinik begannen die Untersuchungen noch einmal von vorn. Ich absolvierte sie ambulant, denn ich war ja beruflich voll eingespannt.

Diesmal wurden auch die Blutgefäße meines Beines auf ihre Durchlässigkeit hin überprüft. Eine weitere Bein-MRT wurde angefertigt. Zusätzlich aber auch die guten, alten Röntgenbilder.

Und siehe da: Aufgrund der einfachen Röntgenaufnahmen kam das Ärzteteam endlich zu einem Ergebnis!

„Anscheinend liegt ein Compartment-Syndrom Ihres rechten Unterschenkels vor, Herr Linke", verkündete mir Chefarzt Doktor N., ein energischer Zwerg mit rotem Bart und weißem Kittel.

Aha?

„Der Nerv wird im Bereich des Unterschenkels abgequetscht", erläuterte mir der Chefarzt überzeugend. „Ihr Gehirn sendet Signale an die Fußmuskulatur. Diese Signale werden durch den Körper geleitet, wie Stromimpulse durch ein Kabel. Das ‚Kabel' Ihrer Wirbelsäule ist das Rückenmark; die ‚Kabel' im Bein sind Ihre Nerven. Doch im Unterschenkel wird Ihr Kabel gequetscht, und die Stromsignale werden an dieser Stelle nicht ausreichend weitergeleitet. Den Fuß erreichen sie nur noch abgeschwächt, deshalb reagiert die Beinmuskulatur nicht kräftig genug. Meine Empfehlung ist eine möglichst rasche Operation. Die Quetschung muss beseitigt werden. Wenn der Nerv freigelegt wird, kann er sich wieder erholen."

Ich war froh, dass endlich eine einleuchtende Diagnose feststand und eine Ursache für die mittlerweile fast zwei Jahre andauernden Probleme gefunden war. Ein Ende der lästigen Stolperei war in Sicht!

In freudiger Erwartung stimmte ich der Operation zu.

Der Eingriff, den die Ärzte planten, nannte sich *Fascienspaltung*. Dabei sollte die dicke Bindegewebsschicht, die im Unterschenkel die beiden Knochen – das Schienbein und das Wadenbein – verband, durchtrennt werden. So wollten die Ärzte mehr Raum für den eingeklemmten Nerv schaffen.

Das Internet verriet mir, dass der eingeengte Nerv durch diese Schnitte entlastet werden würde. Allerdings stieß ich bei meinen Recherchen zur Operation auch auf den Hinweis, dass das sogenannte *Compartment-Syndrom*, bei dem die geplante Operation empfohlen wurde, meist durch einen Unfall oder eine anderweitige Gewalteinwirkung von außen entstand. Oft war zum Beispiel eine Prellung, ein sogenannter Pferdekuss, vorausgegangen. Der Bluterguss im Gewebe quetschte dann den Nerv.

Ich konnte mich an keine Verletzung erinnern, die in irgendeinem zeitlichen Zusammenhang mit meinen Beschwerden stand. Überhaupt war der einzige derartige Vorfall wohl ein Bänderriss im Laufe meiner längst beendeten Fußballkarriere. Der lag mittlerweile allerdings Jahre zurück. Einen Bluterguss als Spätfolge hatte er wohl kaum hervorgerufen.

Auch war das Gefühl, die Sensorik meines Fußes, nach wie vor intakt. Berührungen nahm ich vollkommen normal wahr. Ein ‚eingeschlafenes' Gefühl oder eine Taubheit, empfand ich nicht. Und auch die anderen bildhaften Beschreibungen, auf die ich bei meiner Suche nach Symptomen für eine Nervenschädigung stieß, trafen auf mich nicht zu. Ich hatte weder den Eindruck, eine ganze Kolonie Ameisen würde meinen Körper als Exerzierplatz nutzen noch fühlte sich der Fuß an, als wüchse ihm ein Pelz.

Musste ich den Arzt nicht auf diese Ungereimtheiten hinweisen?

„Quatsch", entschied ich. Als Chefarzt wusste der Mann das alles garantiert. Ich entschloss mich, den Fachleuten Vertrauen zu schenken. In meiner Freude über die Erklärung meiner Beschwerden sah ich über die kleinen Unstimmigkeiten großzügig hinweg.

SILKE

Eigentlich hatte ich das Stadtfest in Hameln 2005 auslassen wollen. Prinzipiell hatte ich natürlich nichts gegen eine Party einzuwenden. Ich feierte gern und lud auch regelmäßig Freunde in meine Wohnung ein. Es kam durchaus vor, dass die Nachbarn nachts anriefen und um ein wenig mehr Ruhe baten.

An besagtem Abend 2005 hatte ich allerdings noch mit den Nachwirkungen einer fröhlichen, aber langen Geburtstagsfeier am Tag davor zu kämpfen.

Meine Freundinnen versuchten, mich zu motivieren. Der Abend war herrlich sonnig und warm. Also ließ ich mich tatsächlich zum Mitkommen überreden – und traf prompt Burkhard.

Der Funke sprang sofort über. Wir verstanden uns auf Anhieb. Die Atmosphäre war leicht und sommerlich und machte das Plaudern einfach. Wir unterhielten uns den ganzen Abend.

Sein leichtes Hinken erklärte mir Burkhard mit einer alten Sportverletzung: Ein Jahre zurückliegender Bänderriss beim Fußball machte ihm in letzter Zeit verstärkt zu schaffen. Ein Operationstermin stand bereits.

Ich machte mir keine großen Sorgen deswegen. Es waren ja nicht Herz oder Hirn, die operiert werden mussten. Nach dem Eingriff am Fuß würde Burkhard vermutlich ein, zwei Wochen Nachwirkungen spüren und unter Wundschmerzen leiden, glaubte ich. Doch wenn die Ursache seiner Probleme behoben wäre, würde sein Bein ja wiederhergestellt sein.

Ein wenig skeptischer wurde ich, als wir uns bald nach dem Stadtfest wiedersahen. Bei unserem zweiten Treffen schilderte mir Burkhard einige Details des geplanten Eingriffs.

Es war nicht der Fuß, sondern der Unterschenkel, der aufgeschnitten werden sollte, begriff ich. Und zwar in einem Umfang, bei dem ich mir nicht vorstellen konnte, dass mein neuer Freund nach zwei Tagen munter aus dem Krankenhaus spazieren würde. Die Operation war größer, als ich gedacht hatte.

Bei unserem ersten Treffen auf dem Stadtfest hatte Burkhard den Eingriff ja auch nur am Rande erwähnt und wahrscheinlich ein wenig heruntergespielt. Wir hatten uns ja auch über ganz andere Themen unterhalten. Aber je mehr ich erfuhr, umso sicherer war ich mir, dass der Heilungs-

prozess länger als zwei Wochen dauern würde. Womöglich würde er eine Weile an Krücken gehen müssen. Aber es würde schon wieder in Ordnung kommen. Es blieb schließlich nur ein Fußproblem. Mit der richtigen Krankengymnastik würde er bald wieder auf den Beinen sein.

BURKHARD

Wie geplant kam ich im Sommer 2005 unters Messer. Im Krankenhaus in Bad Pyrmont spaltete das Ärzteteam die *Fascia cruris* meines rechten Unterschenkels. Der Eingriff erfolgte unter Vollnarkose. Durch zwei kleine Schnitte wurden die Operationsinstrumente in mein Bein geschoben. Der eine Schnitt war an der Außenseite des Unterschenkels, unterhalb des Kniegelenkes, der andere an der Innenseite, oberhalb des Knöchels.

Die Ärzte arbeiteten mit winzigen Skalpellen, Scheren und Absauganlagen, die das Blut entfernten.

Etwas Entscheidendes hatte ich vor der Operation nicht bedacht. Besser gesagt, gar nicht in Erwägung gezogen. Erst im gelb gestrichenen Doppelzimmer auf der neurologischen Station des Krankenhauses wurde mir klar, dass man mich von einem Moment auf den anderen ans Bett gefesselt hatte.

Das hatte ich nicht erwartet. Und niemand hatte mich vorher darauf hingewiesen, dass es passieren würde.

Jetzt stand ich vor vollendeten Tatsachen.

Während der sieben Tage, die mein Aufenthalt im Krankenhaus dauerte, durfte ich nicht aufstehen. Die Krankenschwestern und Pfleger versorgten mich im Bett.

Das Krankenzimmer wurde zu einem Gefängnis mit gelben Wänden und orange-roten Vorhängen.

Um die Durchblutung zu begünstigen, lag mein dick bandagiertes Bein erhöht auf einem großen Schaumstoffkeil. Drainageschläuche ragten aus den beiden Operationsnarben; Blut sickerte in die daran hängenden Plastikflaschen.

Jeden Morgen marschierte die Visite, angeführt vom Zwerg mit dem roten Bart, vor meinem Bett auf.

Doktor N. zog die Decke zur Seite und ließ die Assistenzärzte mein Bein begutachten. Alle schienen mit dem Ergebnis der Operation zufrieden. Der Eingriff war offenbar planmäßig verlaufen.

„Die Regeneration des gequetschten Nervs benötigt jetzt vor allem Zeit, Herr Linke", klärte Doktor N. mich auf. „Jetzt müssen Sie Geduld haben."

„Wie lange?", erkundigte ich mich, denn meine große Stärke war Geduld nie gewesen.

„Da möchte ich mich nicht festlegen. Im Normalfall rechnen wir mit der Erholung der Nerven in einem Zeitraum zwischen zwei Monaten und zwei Jahren."

„Zwei Jahre?", wiederholte ich sichtlich entsetzt.

Der kleine Arzt zuckte die Schultern: „Möglich ist natürlich auch, dass der Nerv durch den langanhaltenden Druck bereits irreparabel geschädigt worden ist."

Kapitel 4: Stiller Alarm

BURKHARD

Ich selbst hatte am Tag meiner Entlassung, auf den Tag genau eine Woche nach der Operation, keine Ahnung vom Zustand meines Beines. Ich hatte es noch nicht ein einziges Mal selbst bewegt.

Mit einem Rezept für Krankengymnastik verabschiedeten sich die Ärzte bei der Visite an meinem Bett von mir. Ich konnte nach Hause gehen. Heute. Jetzt. Ich hatte keine Ahnung, wie ich das anstellen sollte. Und ob ich überhaupt dazu in der Lage war.

Neben dem Rezept bekam ich zwei Krücken in die Hand gedrückt, von denen ich nicht wusste, wie sie benutzt wurden. Außerdem erschienen sie mir für meine Körpergröße reichlich kurz.

Die Schmerzmittel hingegen, die ich bis dahin täglich verabreicht bekommen hatte, bekam ich nicht mit nach Hause. Sie wurden mit Verlassen des Krankenhauses automatisch abgesetzt.

Nach sieben Tagen in Rückenlage erhob ich mich nach der letzten Visite das allererste Mal aus dem Krankenhausbett, um nach Hause zu gehen. Mein Kreislauf brauchte ein paar Minuten länger als mein Körper, um sich an die veränderte Position zu gewöhnen. Ich sah Sterne.

Einen Augenblick lang blieb ich sitzen und wartete. Als der Schwindel nachließ, stellte ich meine nackten Füße auf den gelben PVC-Boden und belastete probehalber das operierte Bein. Ein brennender Schmerz schoss durch meinen operierten Unterschenkel und brachte meinen Kreislauf schlagartig auf Touren.

Den Umgang mit den Gehhilfen musste ich zu Hause erlernen. ‚Unter die Arme greifen' sollte mir dabei eine Krankengymnastin, die mich dank des Therapierezeptes in meiner eigenen Wohnung besuchte. Skeptisch betrachtete ich die zierliche, blonde Person. Sie war ungefähr halb so groß und halb so schwer wie ich. Dass sie mich auffing, wenn ich bei meinen ersten Gehversuchen ins Stolpern geriet, bezweifelte ich.

„Zuerst müssen die Unterarmgehstützen an Ihre Körpergröße angepasst werden", erklärte sie. Mithilfe eines ‚Klickmechanismus' an den Krücken verlängerte sie diese kurzerhand. Dadurch erschien mir der Umgang mit den Gehhilfen augenblicklich realistischer.

Erfahrungsgemäß war ich ja nicht der Unsportlichste, deshalb ging ich davon aus, dass ich die Krankengymnastin nicht in die Verlegenheit bringen würde, mich auffangen zu müssen. Ich versuchte es einfach und stand kurz darauf tatsächlich auf meinen eigenen Füßen. Besser gesagt, auf dem nicht-operierten Bein und den beiden Stützen. Im ersten Moment war es etwas wacklig, denn meine Arme trugen einen Großteil meines Körpergewichtes. Als ich mein Gewicht probehalber auf das operierte Bein verlagerte, raste jedoch der heiße Schmerz, den ich bereits im Krankenhaus gespürt hatte, mein Bein hinauf und trieb mir kalten Schweiß auf die Stirn. Das ließ ich besser bleiben.

Noch in der ersten Physiotherapiestunde hatte ich zumindest das Gehen mithilfe der Krücken raus: Ich setzte beide Gehhilfen vor, stellte den operierten Fuß dazwischen und verlagerte mein Körpergewicht beim folgenden Schritt auf die Arme, statt auf den Fuß. Auf diese Art war das Gehen kein Problem. Durch das exzessive Kanufahren besaß ich mehr als genug Kraft in den Armen, um diese schweißtreibende Art der Fortbewegung nahezu unbegrenzte Zeit durchzuhalten. Ich war nicht mehr bettlägerig!

Ohne die Krücken stellte sich eine Vorwärtsbewegung allerdings als unmöglich heraus. Ich konnte nicht mit dem operierten Fuß auftreten.

Die meisten Probleme machte mir tatsächlich der heftige Schmerz. Bei Belastung des Beines durchzuckte er wie ein Elektroschock meine Wadenmuskulatur und hinterließ ein anhaltendes Brennen, als würde mein Bein in einem knisternden Feuer geröstet. Mehrere Stunden täglich begleitete mich der flammende Schmerz. Das abrupte Absetzen der Schmerzmittel trug vermutlich nicht zur Linderung meiner Beschwerden bei.

Zähneknirschend realisierte ich, dass ich auf die Hilfe der Krücken angewiesen war.

Subjektiv gesehen war mein Zustand nach der Operation plötzlich bedeutend schlechter als vorher. Ich wusste zu dem Zeitpunkt nichts über den Heilungsprozess von Bindegewebe, ahnte nicht, dass die Zellen der gespaltenen Unterschenkelfaszie dreihundert bis fünfhundert Tage brauchen würden, um vollständig auszuheilen und dass mich der Schmerz über Monate hinweg begleiten würde.

Auch darauf hatte mich niemand hingewiesen.

Zumindest mit den Krücken war ich nach wenigen Tagen recht geübt und einigermaßen zügig unterwegs. Sogar treppauf und treppab konnte ich mich schon nach kurzer Zeit ohne Schwierigkeiten bewegen. Der Rest meines Körpers kompensierte die Funktionsuntüchtigkeit meines Beines. Ich wollte mich dadurch nicht in meinem Leben bremsen und einschränken lassen. Also traf ich mich ziemlich bald auch wieder mit meiner neuen Freundin Silke. Und vierzehn Tage nach der Operation meldete ich mich zur Arbeit zurück.

S<small>ILKE</small>

Kurz nach der Operation fuhren Burkhard und ich zum ersten Mal gemeinsam in den Urlaub. Es ging auf einen Kurztrip nach Dresden.

Burkhard bewegte sich mithilfe der Unterarmgehstützen überraschend flott. Er schien überhaupt recht sportlich zu sein. Und er klagte auch nicht über übermäßige Schmerzen, auch wenn ihm die frischen Operationsnarben sicherlich noch zu schaffen machten. Nach und nach, wenn die Narben verheilten, würde es besser werden.

Zu der Zeit kannten wir uns ja erst ein paar Wochen. Wir sahen uns öfter, aber wir wohnten natürlich noch nicht zusammen. Daran war noch gar nicht zu denken; ich gehörte nicht zu den Frauen, die gleich beim ersten Treffen wissen: Den Mann heirate ich.

Ich blieb lieber eine Weile auf Sicherheitsabstand, denn ich wusste ja, dass die meisten Menschen irgendwann übermüdet hinter mir zurückblieben. Ich hatte keine Lust, deshalb sitzengelassen zu werden, hatte zu schätzen gelernt, die Zügel selbst in der Hand zu behalten. Wenn es mit uns nicht klappen sollte, weil mein Leben Burkhard nach den aufregenden ersten Wochen auf Dauer zu anstrengend wurde, dann würde ich diejenige sein, die ging.

Wie stark Burkhard während unseres Urlaubs in Dresden tatsächlich noch unter den Beinbeschwerden litt, hat er sich überhaupt nicht anmerken lassen.

„Weißt du, wo ich noch nie war?", fragte Burkhard mich im September plötzlich.

Ich schüttelte den Kopf.

Seine Antwort überraschte mich. Bei seiner Bildungslücke handelte es sich um das Münchner Oktoberfest.

„Was für ein Zufall", antwortete ich. „Da war ich auch noch nie."

Mittlerweile lag seine Beinoperation acht Wochen zurück und schaffte es nicht mehr, seine Unternehmungslust zu bremsen. Wir schnappten unsere Koffer und los ging es. Auf zur Wies'n! Die Sonne begleitete uns gen Süden. In Bayern erwartete uns herrlichstes Urlaubswetter und wir nutzten es aus. Wir waren von morgens bis spät am Abend unterwegs. Zu Fuß ging es zum Hotel, zur U-Bahn und durchs Getümmel der Kirmes. Wir aßen Brezeln und Haxn, bestellten Weißbier im Festzelt, und Burkhard fuhr Loopingbahn. Streckenweise konnte er mittlerweile auf die Unterarmgehstützen verzichten. Er humpelte noch sichtbar, aber mein Gesamteindruck war, dass sich der Zustand seines Beines allmählich verbesserte.

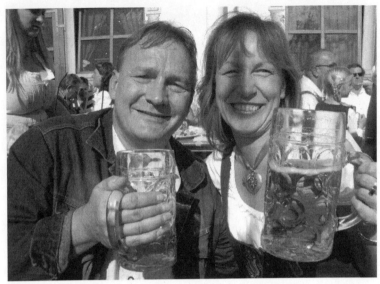

Weil das super Wetter uns in diesem Jahr einen goldenen Oktober bescherte, nutzten wir das nächste Herbstwochenende gleich noch einmal für einen Kurztrip in den Harz.

Der war natürlich nicht ohne Bergwanderungen möglich. Vom Hexentanzplatz blickten Burkhard und ich über das Bodetal hinweg zur gegenüberliegenden Rosstrappe, der Felsformation, in der ein riesenhaftes Pferd seinen Hufabdruck hinterlassen hatte. Und natürlich erklommen wir gemeinsam den Brocken.

Ich genoss unsere spontanen Fluchten aus dem Alltag und fühlte mich zunehmend wohler in Burkhards Gesellschaft. Unsere Bekanntschaft entwickelte sich für meine Verhältnisse ungewöhnlich rasch zu einer ernstzunehmenden Sache.

Auch im Alltag funktionierte Burkhards Bein ein Vierteljahr nach der Operation immer besser. Ab und zu erwähnte er, dass er noch immer Probleme hatte. Trotzdem bestand er darauf, meinen neuen Fernseher für mich die Treppe hinauf in den zweiten Stock zu schleppen.

Wenn er den Kavalier spielen, in den Urlaub fahren und auf Berge klettern kann, können seine Beschwerden ja nicht mehr so furchtbar schlimm sein, dachte ich mir insgeheim.

Weihnachten feierte jeder von uns bei seiner eigenen Familie. Burkhards Geburtstag Ende Januar hingegen verbrachten wir gemeinsam. Auf Gran Canaria. Jeder von uns hatte sein eigenes Leben, trotzdem sahen wir uns immer öfter und unternahmen unglaublich viel zusammen. Ich konnte kaum glauben, wie toll es lief.

BURKHARD

Über acht Wochen war ich auf die Krücken angewiesen gewesen. Und auch danach wagte Doktor N. keine Aussage, ob die Funktionstüchtigkeit des Nervs durch den Eingriff tatsächlich verbessert worden war.

Ich selbst war unzufrieden. Ich fand die Muskelkraft meines rechten Fußes unverändert schwach. Der Mediziner ermahnte mich immer wieder, geduldig zu sein: „So ein Nerv braucht Zeit, um sich regenerieren zu können."

Aus meiner Sicht verfestigte sich aber mit jedem Tag, an dem sich der Zustand nicht verbesserte, der Eindruck, dass die ganzen Strapazen der Operation rein gar nichts gebracht hatten. Immer weniger gelang es mir, meine Enttäuschung zu verbergen.

„Seit der Operation geht es mir insgesamt viel schlechter als vorher", beschwerte ich mich irgendwann auch bei meiner Freundin Silke über die misslungene Behandlung.

„Aber es geht doch schon viel besser", fand sie. „Vor ein paar Wochen warst du noch mit Stützen unterwegs."

Natürlich stimmte das. Aber der Schwebezustand, in dem ich mich befand, in dem ich nicht einschätzen konnte, ob der Nerv sich durch die Operation jetzt erholte oder nicht, zerrte zunehmend an meinen Nerven. Stillstand hatte ich schon immer schwer ertragen können. Jetzt fühlte ich mich, als hinge ich hilflos in der Luft. Ich konnte rudern und strampeln so viel ich wollte, ich bewegte mich trotzdem nicht vom Fleck. Ich wusste weder, ob die Fußschwäche noch bestand, noch, ob die durch die Operation ausgelösten Schmerzen je wieder verschwinden würden.

Anfang 2006 endete mein Schwebezustand abrupt. Mein Körper löste einen stillen Alarm aus. Dieser riss mich aus der Luft und ließ mich unsanft auf dem Boden der Tatsachen aufprallen.

Während ich noch darauf wartete, dass der vom *Compartment-Syndrom* gequetschte Nerv sich regenerierte, machte plötzlich auch mein linker Fuß Probleme. Rapide verlor nun das andere Bein ebenfalls an Kraft. Innerhalb von acht Wochen konnte ich die linke Fußspitze nicht nur nicht mehr anheben, sondern auch nicht mehr absenken. Mitte März 2006 war es mir bereits nicht mehr möglich, auf den Zehenspitzen zu stehen! Schlagartig wurde mir klar, dass die Diagnose *Compartment-Syndrom* ein Irrtum gewesen sein musste. Eine solch schwere Nervenschädigung an beiden Beinen zu entwickeln, wäre selbst nach einem Unfall ein irrsinniger Zufall gewesen. Doch einen Pferdekuss, einen Unfall oder eine andere vergessene Verletzung hatte es auf der linken Seite definitiv nie gegeben.

Mein Problem schien etwas vollkommen anderes zu sein. Etwas, bei dem normale Ärzte nicht weiter wussten, woran sie gar nicht dachten. Handelte es sich womöglich um eine sehr seltene Erkrankung? Ich musste einen Spezialisten hinzuziehen. Deshalb wandte ich mich an die MHH, die Medizinische Hochschule Hannover. Ende 2006 gab man mir einen Termin für eine mehrtägige, neurologische Untersuchung.

S*ILKE*

„Du, ich hab' da mal einen Termin gemacht", erklärte mir Burkhard beinahe beiläufig.
Aha?
„In der MHH", fügte er hinzu.
Jetzt wurde ich aufmerksam. MHH? Die drei Großbuchstaben flößten mir Respekt ein. Wegen eines Schnupfens machte man sich dort keinen Termin.
Funktionierte Burkhards Sprunggelenk doch noch nicht so gut, wie ich gedacht hatte? Musste er womöglich erneut operiert werden? War die alte Verletzung zu einem chronischen Problem geworden? Ich beschloss, mir den Tag frei zu nehmen und ihn nach Hannover zu begleiten.

Die MHH war riesig und so furchteinflößend, dass mich vor dem Haupteingang ein spontaner Fluchtinstinkt ergriff.

Bloß schnell wieder raus hier, solange es noch geht, schoss es mir beim Betreten des Klinikkomplexes durch den Kopf. Die Erinnerungen an die anstrengenden Krankenhausaufenthalte meines Vaters und die ständige Sorge um ihn krochen aus den hinteren Ecken meines Gedächtnisses hervor.

Aber natürlich flüchtete ich nicht, sondern begleitete Burkhard. Ich durfte bei allen Untersuchungen dabei sein.

Das war komplett neu für mich. Denn selbst, als ich als Kind meinen Vater zum Arzt begleitet hatte, hatte ich bei den Untersuchungen nicht derart unmittelbar zusehen dürfen. Außerdem waren die Erinnerungen mit den Jahren verblasst. Meine letzten Kontakte mit Medizinern waren beim Tierarzt gewesen und die nervenaufreibenden Behandlungen unserer Hündin Lucy hatte ich lieber aus meinem Gedächtnis verdrängt.

Außerdem hatte ich weder zu Nadeln noch zu Blut je ein entspanntes Verhältnis aufbauen können. Nicht einmal zu meinem eigenen. Und die Nadeln, die die Neurologen der MHH bei ihren Untersuchungen verwendeten, gehörten zu einer anderen Kategorie als alles, womit ich bisher unter dem Begriff ‚Nadel' in einer Arztpraxis konfrontiert worden war. Sogar die Menge an Blut, die Burkhard mithilfe dieser ‚Nadeln' abgezapft werden konnte, übertraf meine schlimmsten Erwartungen. Zum ersten Mal erschrak ich vor den Beschwerden meines Freundes.

„Oje, was ist eigentlich los mit ihm?"

Die Krankenschwestern, die bei den Untersuchungen assistierten, zuckten die Schultern, aber die vielsagenden Blicke, die sie sich über Burkhards Beine hinweg zuwarfen, entgingen mir nicht. Diese Blicke ließen mich zum ersten Mal ahnen, dass irgendetwas nicht stimmte. Etwas Neurologisches? Eine Nervenerkrankung? Die einzige Nervenerkrankung, von der ich je gehört hatte, war MS, Multiple Sklerose. Diese schreckliche Krankheit, bei der die Menschen ihre Muskeln nicht mehr steuern konnten, unkontrolliert zitterten, ihre Kraft verloren und schließlich im Rollstuhl landeten. Etwas anderes fiel mir nicht ein. Konnte das sein? Litt Burkhard unter MS? Obwohl er mir so sportlich und durchtrainiert vorkam?

BURKHARD

Die MHH fuhr die richtig schweren Geschütze auf – die Leopardenkampfpanzer der Diagnosefindung sozusagen. Hier war man offenbar wild entschlossen, meinen rätselhaften Beschwerden endlich auf den Grund zu gehen.

Mein Zimmer lag auf der neurochirurgischen Station des sechsstöckigen, grauen Gebäudekomplexes. Krankenpflegerinnen entnahmen mir erneut beachtliche Mengen an Blut. Glücklicherweise bin ich nicht empfindlich, wenn es um Nadeln geht. Silke, die mich zu den Untersuchungen begleitete, war da schon zarter besaitet, das entging mir nicht.

Ein großes Blutbild wurde angefertigt. Außerdem maßen die Mediziner erneut die Leitgeschwindigkeit meiner Nerven. Der Magnetresonanztomograph schoss die nächsten Salamischeibchen-Aufnahmen, diesmal von beiden Beinen und zum ersten Mal auch von meiner Wirbelsäule. Außerdem wurde ein Elektro-Enzephalogramm (EEG) durchgeführt, eine Hirnstrommessung. Möglich machte die Auskunft über die Vorgänge in meinem Kopf eine Art Gummimütze, an der zahlreiche Elektroden angeschlossen waren. Sie ließ mich wie einen Marsmenschen mit Lockenwicklern aussehen. Und beim Elektro-Myogramm (EMG) schob ein großer, schlanker Chefarzt mit vereinzelten Haaren lange Nadeln so weit in meine Muskulatur, dass selbst mir ein klitzekleines bisschen komisch wurde. Das zugehörige Gerät gab knackende Geräusche von sich, wie ein Geigerzähler.

„Das EMG verzeichnet die Spontanaktivität im Muskel. Das bedeutet, die Nadeln registrierten kleinste Anspannungen", erläuterte der Mediziner ernst das Verfahren. „So können wir erkennen, ob Nerven und Gehirn Impulse an den Muskel senden, obwohl sie es gar nicht sollten. Und wenn ja, wie oft das passiert."

In diesem Zusammenhang fiel mir ein Phänomen ein, das mir selbst schon seit einiger Zeit aufgefallen war, dem ich aber bislang keine weitere Bedeutung beigemessen hatte: Meine Oberschenkelmuskulatur zuckte. Nicht der gesamte Oberschenkel, sondern nur ein paar winzige Fasern, ein einzelner Punkt irgendwo im Muskelbauch.

„Nicht allzu häufig, vielleicht in Abständen von zehn, fünfzehn Minuten", beschrieb ich dem Arzt das mysteriöse Phänomen. „Aber so andauernd, dass ich es bemerken musste."

Der Chefarzt ließ mich nur mit meiner Unterhose bekleidet auf eine Pritsche steigen. Seine vereinzelten Haare waren bereits ergraut; er war vermutlich jenseits der fünfzig angekommen. Er rückte sich einen Drehstuhl an die Behandlungsbank heran.

„Bleiben Sie einfach eine Weile ruhig liegen, Herr Linke", wies der Arzt mich sachlich an, als er sich neben mir niederließ. Dann verstummte er. Eine gefühlte Ewigkeit beobachtete er wortlos meine nackten Oberschenkel.

Den MHH-Chefarzt sah ich erst bei meinem nächsten Termin im Hannoverschen Hochschulklinikum wieder. Als alle Tests ausgewertet waren, bestellte er mich ein, um mir das Ergebnis zu verkünden. Ergebnis! Ha! Immerhin schien es eines zu geben! Mittlerweile hatte ich ja begriffen, dass das keineswegs selbstverständlich war.

Ich sollte das Ergebnis der mit Abstand umfangreichsten Untersuchungen erfahren, denen ich mich je unterzogen hatte. Ein klein wenig Aufregung konnte ich nicht leugnen.

Silke konnte mich dieses Mal leider nicht nach Hannover begleiten. Ihr Chef hatte ihr nicht freigegeben. Ich machte mich also allein auf den Weg.

„Tatsächlich haben drei der von uns durchgeführten Tests deutliche Auffälligkeiten gezeigt, Herr Linke", begann der Chefarzt mit den einsamen Haaren seine Erläuterungen, als ich bald darauf gespannt im MHH-Chefarztzimmer vor seinem klobigen Schreibtisch saß.

„Erstens ist die Nervenleitgeschwindigkeit an beiden Füßen messbar herabgesetzt", informierte er. „Zweitens haben die Nadeln des Elektro-Myogramms eine leicht erhöhte Spontanaktivität an Nervenimpulsen in Ihrer Wadenmuskulatur verzeichnet. Und drittens konnte ich bei der Betrachtung der Oberschenkel die von Ihnen geschilderten, örtlich begrenzten Muskelzuckungen ebenfalls mit bloßem Auge beobachten."

Er faltete die Hände und sah mich abwartend an. Ich nickte, um zu signalisieren, dass ich ihm folgen konnte.

„Sie leiden unter *ALS*, unter *Amyotropher Lateralsklerose*, Herr Linke", sagte er. Schlicht und sachlich. So wie andere sagten: Heute ist Montag, es regnet, und zum Mittag gibt es Nudeln. Es dauerte einen Augenblick, bis ich begriff, dass er mir gerade das Ergebnis seiner Untersuchungen mitgeteilt hatte. *ALS*? Das war offenbar die Diagnose, nach der die Mediziner so lange gesucht hatten.

„Ach ja?" Ich rieb mir das Kinn.

Ich ahnte, was mir die drei Buchstaben sagen sollten. Der Arzt machte die nächste bedeutungsschwere Pause. Ein ungutes Gefühl breitete sich in meinem Magen aus.

„Die *ALS* betrifft die motorischen Nerven, die die Bewegungen Ihres Körpers steuern", begann der Neurochirurg plötzlich mit unbewegtem Gesicht zu referieren. „Die Nerven sind sozusagen die ‚elektrischen Leitungen', die ‚Stromkabel' Ihres Körpers. Im Verlauf der *ALS*-Erkrankung degenerieren diese ‚Kabel'. Sie sind immer schlechter in der Lage, die Impulse und Signale des Gehirns an die Muskulatur weiterzuleiten."

„Und was heißt das für mich?", versuchte ich, die Informationen zu konkretisieren.

„Ihre Restlebenszeit wird kürzer als erwartet ausfallen."

Meine WAS?

Der Chefarzt zögerte, bevor er antwortete. „In zwölf Monaten sind Sie tot."

Kapitel 5: Diagnose-Marathon

SILKE

„Wo möchtest du mal hin?", erkundigte sich Burkhard unvermittelt. „Also, wenn du es dir aussuchen könntest?"

Erst ein paar Tage zuvor waren die Untersuchungen an der MHH beendet worden. Ohne Ergebnis. Besser gesagt, ohne dass Burkhard mir ein Ergebnis mitgeteilt hatte, aber das wusste ich zu dem Zeitpunkt noch nicht. Was ich wusste, war, dass wir mittlerweile fest zusammen waren, unglaublich viel gemeinsam unternahmen und eine tolle Zeit miteinander erlebten.

„Wenn wir mal so richtig viel Geld haben, meinst du?", vergewisserte ich mich.

Er nickte.

Darüber musste ich kurz nachdenken.

„Dubai", entschied ich dann spontan.

„Okay", nickte er.

Wie bitte? Ich schnappte überrascht nach Luft.

„Komm, wir holen gleich die Prospekte."

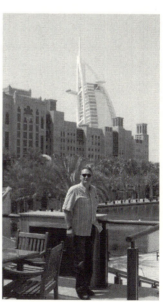

BURKHARD

Restlebenszeit.

Wie reagiert man, wenn einem eine Restlebenszeit von zwölf Monaten in Aussicht gestellt wird? Im Nachhinein denke ich, dass andere Menschen an meiner Stelle möglicherweise stärker ins Schlingern geraten wären. Denn der Chefneurologe in Hannover hatte seine Einschätzung im mündlichen Gespräch sehr entschieden und nicht unbedingt einfühlsam deutlich gemacht. Er schien seiner Sache sehr sicher zu sein. Trotzdem glaubte ich dem Arzt in dem Moment schlicht und einfach nicht. Mein Gehirn weigerte sich, seine Schlussfolgerung logisch nachzuvollziehen und als richtig einzuordnen. Stattdessen begann ich zu rechnen: Mittlerweile litt ich seit fast drei Jahren unter den Beschwerden und Bewegungseinschränkungen der Beine. Ansonsten fühlte ich mich aber nach wie vor wohl! Vom Zustand meines Oberkörpers ausgehend sogar fit. Ich konnte mir einfach nicht vorstellen, dass es drei Jahre dauerte, um meine Füße einzuschränken, um mich danach plötzlich innerhalb eines Jahres komplett aus dem Leben zu befördern. Das passte nicht zusammen. Das widersprach doch allen Gesetzen der Mathematik.

Aber natürlich ahnte ich allmählich, dass ich es mit einer wirklich gefährlichen Erkrankung zu tun hatte. Trotzdem würde es bestimmt deutlich länger als prognostiziert dauern, bis der Zustand lebensbedrohlich werden würde. Schätzte ich zumindest.

Erst im Nachhinein – ich war längst wieder zu Hause angekommen – stellte ich fest, dass offensichtlich auch der

Chefneurologe von seiner Diagnose keineswegs so überzeugt war, wie er es mir in dem Gespräch vermittelt hatte.

Als ich mir seinen schriftlichen Bericht in Ruhe durchlas, war die Restlebenszeit-Prognose darin überhaupt nicht zu finden. Was mich aber noch mehr überraschte: Es war nicht einmal die Rede von einer gesicherten Diagnose! In seinem Bericht hatte der Chefmediziner reichlich knapp vermerkt: *V.a. ALS. Verdacht auf Amyotrophe Lateralsklerose*, übersetzte mir Google.

Mit diesem reichlich schwammigen, schriftlichen Bericht in den Händen keimte neue Hoffnung in mir auf. Die vernichtende Diagnose schien demnach keineswegs gesichert zu sein.

Nach dieser Erkenntnis beschloss ich spontan, erst einmal einen Urlaub zu buchen. Meine Restlebenszeit konnte ich nicht einschätzen. Weil ich aber ahnte, dass diese womöglich wirklich kürzer ausfallen könnte als geplant, lud ich meine Freundin Silke kurzerhand nach Dubai ein.

Die Hotelreservierung in meiner Tasche verlieh mir genug Kraft, mich wieder mit dem *ALS*-Verdacht auseinanderzusetzen. Ich entschied, weitere Spezialisten zum Thema Restlebenszeit zu befragen. Und zwar zügig. Dreimonatige Wartezeiten auf einen Arzttermin wollte ich mir nach dieser Prognose nicht mehr leisten.

Allerdings stellte ich rasch fest, dass die Anzahl an Fachleuten auf dem Gebiet *ALS* in Deutschland sehr begrenzt war. Auf den nächsten qualifizierten Ansprechpartner stieß ich in Ulm.

Im Sommer 2006 machte ich mich auf den Weg.

SILKE

Der Sommer 2006 war einfach herrlich. Lang und sonnig. Und vom Fußball beherrscht. Das WM-Fieber hatte ganz Deutschland infiziert: Schwarz-rot-goldene Flaggen wehten in den Fenstern, Babys trugen das Trikot der Nationalmannschaft und kaum ein Auto war ohne Spiegelüberzieher unterwegs.

Auch meine Eltern und mich hatte das Fußballfieber gepackt. Mein Deutschlandtrikot hatte ich noch an, als Burkhard von den Untersuchungen aus Ulm zurückkehrte.

„Es ist keine ALS", verkündete er zur Begrüßung, und ich atmete erleichtert auf. „Heute können wir feiern!"

Am Abend spielte Deutschland gegen Argentinien. Das Fußballspiel sahen wir uns beim Public Viewing unter freiem Himmel an. Die Großbildleinwand stand in der Hamelner Altstadt, auf der Terrasse des Hochzeitshauses, zwischen den bunten Fassaden der uralten Fachwerkhäuser. Hunderte von Menschen genossen hier den lauen Sommerabend, denn das Stadtfest fand gerade statt. Die Stimmung war grandios. Burkhard und ich aber feierten nicht nur das befreiende Urteil der Ulmer ALS-Spezialisten und den Einzug der deutschen Mannschaft ins Halbfinale, sondern auch unser erstes Jubiläum. Genau vor einem Jahr hatten wir uns hier auf dem Stadtfest kennengelernt.

Mitten im Juli, im Hochsommer, herrschten in Dubai mörderische fünfzig Grad. Die Sonne brachte die Luft über den glitzernden und glänzenden Wolkenkratzern zum Flimmern. Die glühende Hitze flutete bei jedem Atemzug meine Lunge.

Unser Hotel war natürlich wie jeder Laden, jedes Taxi, jedes Klo in diesem Land klimatisiert. Außerdem besaß es einen Pool auf dem Dach.

Burkhard und ich genossen jede Minute unseres spontanen Traumurlaubs. Nachdem der schlimme Verdacht auf ALS sich in Ulm nicht bestätigt hatte, fühlte ich mich leicht und unbeschwert.

Das türkisfarbene Meer war warm wie eine Badewanne und der weiße Sandstrand glühend heiß. Mit dem Jeep fuhren wir in die Wüste, schlenderten über die bunten Basare in der Stadt und abends grillten wir unter den Palmen am Strand.

Im Vergleich zu den Einheimischen waren Burkhard und ich sehr groß. Außerdem waren wir die einzigen hellhäutigen Menschen im Hotel. Und wir waren neugierig genug, auch die kulturellen Eigenheiten des Landes unter die Lupe zu nehmen: Ich probierte in einem Geschäft eine Burka an, diesen schwarzen Ganzkörperschleier, unter dem sich viele einheimische Frauen komplett verbargen. Die erstickende Hitze unter dem bodenlangen, dunklen Gewand mit den Augenschlitzen hielt ich keine fünf Minuten aus.

Burkhard verzichtete auf den Test der weitaus weniger Hitze aufsaugenden, weißen Kleidung der Männer, die mich ein wenig an arabische Ölscheichs erinnerte. Er probierte lieber eine Shisha, eine Wasserpfeife, aus.

Ich wunderte mich, wie rasch die Zeit verging und wie wenig wir über die Freizeitgestaltung diskutieren mussten. Jeder von uns war offen für die Vorschläge des anderen.

Anscheinend ähnelten sich unsere Vorstellungen von einem Traumurlaub sehr.

Burkhard

Der Ulmer Mediziner hatte nachdenklich in meiner Krankenakte geblättert, die inzwischen eine recht beachtliche Dicke erreicht hatte. Er hatte gewissenhaft die Testergebnisse der verschiedenen Ärzte, die mich im Laufe der Zeit untersucht hatten, miteinander verglichen.

„Ihr Krankheitsverlauf ist nicht typisch für *ALS*, Herr Linke", fand er. *„ALS* ist gewöhnlich aggressiver. In Ihrem Fall schreitet die Krankheit viel zu langsam voran. Nagelns Sie mich nicht darauf fest, aber meiner Einschätzung nach handelt es sich eher nicht um *ALS*."

Meine Symptome passten also nicht in die *ALS*-Schublade. Ich hatte innerlich aufgeatmet. Es schien also nicht das ganz große Übel zu sein.

An diese Worte des Ulmer *ALS*-Spezialisten klammerte ich mich, während sich im weiteren Verlauf des Jahres 2006 mein Zustand schleichend verschlechterte. Vor allem nahm meine Beinkraft ab. Mit Anstrengung konnte ich nun noch etwa tausend Meter gehen, dann zwang mich mein Körper zu einer Pause. Treppensteigen wurde nach zwei Stockwerken schwierig, doch nach einigen Minuten Erholung war ich wieder voll regeneriert. Auch die Muskelzuckungen in den Oberschenkeln fielen mir immer häufiger auf.

Alle Symptome blieben aber auf die Beine beschränkt. Im Gegensatz dazu fühlte sich mein Oberkörper so kräftig und gesund an, dass mir meine Beinbeschwerden manchmal geradezu irreal erschienen. Es kam mir vor, als würden mein Oberkörper und mein Unterkörper zu verschiedenen Menschen gehören.

Meiner Arbeit konnte ich noch immer ohne Einschränkungen nachgehen; Büro und Fabrikhalle lagen zentral beieinander. Sogar Auto fahren war möglich – den Automatikwagenherstellern sei Dank. Ohne die Belastung durch mein eigenes Körpergewicht funktionierten die Muskeln noch. Nur beim Gehen stellte sich immer schneller das Gefühl ein, ein etwa achtjähriges Kind huckepack mitzuschleppen. Diese Last zwang mich allmählich in die Knie.

Zum Jahresende gelang es mir nicht länger, die Anstrengung, die das Gehen verursachte, zu ignorieren. Mein Zustand verschlimmerte sich, auch wenn die Mediziner keine Begründung dafür gefunden hatten. Wenn ich nichts unternahm, würde ich womöglich bald gar nicht mehr laufen können. Diese Gefahr spürte ich von Tag zu Tag deutlicher. Eine Behandlung konnte allerdings nur erfolgen, wenn die Ursache der Beschwerden geklärt war.

Mir blieb keine Wahl: Ich startete einen neuen Anlauf zur Klärung meiner Diagnose. An der Uniklinik in Göttingen hatte ich eine weitere Koryphäe auf dem Gebiet der Nervenerkrankungen geortet.

Das verschaffte mir Anfang Januar 2007 einen mehrtägigen Aufenthalt in der niedersächsischen Universitätsstadt zwischen Harz und Solling. Das Ärzteteam der neurochirurgischen Abteilung unter Leitung von Prof. Dr. B. machte einen kompetenten und vertrauenerweckenden Eindruck. Dieses Mal sollte zusätzlich zu den mittlerweile bekannten Untersuchungen eine Nervenbiopsie durchgeführt werden, hatte mir Prof. Dr. B., ein hagerer Mann mit schmalem Gesicht und vollem, braunem Haar, persönlich erklärt.

„Ein Stück des *Nervus suralis*, eines sensorischen Nervs, wird zu Untersuchungszwecken entnommen, Herr Linke", informierte mich der Arzt. „Der *Nervus suralis* ist für die Gefühlswahrnehmung an der Außenkante Ihres rechten Fußes zuständig."

Im Klartext bedeutete das eine weitere Operation unter lokaler Betäubung.

Nach wie vor spürte ich jede Berührung meiner Beine, hatte ein korrektes Wärme- und Kälteempfinden und wusste auch, wo sich meine Beine gerade befanden. Nur die Muskulatur ließ sich nicht mehr richtig steuern. Wenn ich die verschiedenen Erläuterungen der Mediziner bisher richtig verstanden hatte, war die sogenannte ‚Motorik' mein Problem.

Auch der Göttinger Prof. Dr. B. bestätigte, dass meine Empfindungsfähigkeit normal ausgeprägt war, indem er mit einem mit spitzen Nadeln bespickten Metallrad über meine Beine fuhr. Trotzdem war weiterhin die Rede davon, einen *sensorischen* Nerv zu untersuchen. Müsste es nicht *motorisch* heißen?, überlegte ich als Laie irritiert. Ich verwarf den Gedanken, denn immerhin hatte ich es ja mit einem Prof. Dr. zu tun, der ja gerade die Funktionstüchtigkeit der Sensorik höchstselbst festgestellt hatte. Der musste ja wissen, was er tat.

Bei der Operation handelte es sich um einen sehr kleinen Schnitt am Außenknöchel. Das Entnehmen des Nervs spürte ich trotz der Betäubung: Ein kurzer, aber heftiger Schmerz durchzuckte meinen Fuß, als mit einer kleinen Zange ein Stück ‚Material' herausgeknipst wurde.

Leider führte auch die Untersuchung des Nervenmaterials zu keinem aussagekräftigen Ergebnis. Wieder gab es keine neuen Erkenntnisse, die eine gesicherte Diagnose lieferten. Zumindest vom Verdacht auf *ALS* rückte das Medizinerkollektiv immer weiter ab. Stattdessen gingen die Vermutungen jetzt stark in Richtung einer Nervenentzündung. Auch diese Diagnose ließ sich jedoch keineswegs beweisen. Bei der Biopsie waren keine Hinweise auf eine Entzündung festgestellt worden. Mein Blutbild, das normalerweise Zeichen eines im Körper ablaufenden Entzündungsprozesses widerspiegelt, war unauffällig. Doch der Professor sah die Möglichkeit einer Entzündung als immerhin so wahrscheinlich an, dass er eine dahingehende Behandlung vorschlug.

Ich konnte mein Glück kaum fassen: Mein Problem sollte endlich behandelt werden. Es wurde etwas unternommen!

Dagegen unternommen! Das bedeutete, dass wenn auch keine Heilung, zumindest eine Besserung meines Zustandes denkbar war.

„Ich würde eine Infusionstherapie vorschlagen", erklärte mir Prof. Dr. B. „Dabei würden mehrtägige Behandlungen mit Immunglobulinen und Cortison im Abstand von je sechs bis acht Wochen hier bei uns im Klinikum durchgeführt werden."

Die Immunglobuline sollten mein eigenes Immunsystem herunterfahren, um auszuschließen, dass mein Körper seine eigenen Nervenzellen angriff, begriff ich seine Ausführungen. Das Cortison hemmte währenddessen die mutmaßliche Entzündung der Nerven. Klang doch toll. Beinahe begeistert stimmte ich zu.

Silke

Vom Küchenfenster aus sah ich Burkhards Auto vor dem Haus halten. Er war wieder da. Ich atmete auf. Der Motor verstummte. Dann passierte nichts mehr. Ein ungutes Gefühl beschlich mich und ich machte mich auf den Weg zur Haustür. Im Flur stieg ich über den letzten noch herumstehenden Umzugskarton hinweg.

Mittlerweile lebten Burkhard und ich seit fast zwei Wochen in unserer gemeinsamen Wohnung. Beim Hereinschleppen der Umzugskartons hatte er mir allerdings nicht mehr helfen können. Wir hatten Hilfe von Freunden und Familie gebraucht, denn seine Kraft schwand zurzeit rapide.

Burkhard setzte alle Hoffnung in die geplante Infusionstherapie in Göttingen. Zur ersten Infusion war er vor vier Tagen allein mit dem Auto aufgebrochen, weil ich arbeiten musste.

Als ich jetzt die Haustür öffnete, um ihn zu begrüßen, saß er immer noch im Auto. Ich runzelte die Stirn. Als er mich bemerkte, richtete er sich auf und versuchte, aus dem Wagen zu steigen. Es gelang ihm nicht. Ich sah ihm sofort an, dass er Schmerzen hatte und eilte ihm zur Hilfe. War die lange Autofahrt nach der Behandlung zu anstrengend gewesen? Auf dem Weg zur Haustür musste ich Burkhard stützen. Seine Körpergröße machte mir das nicht gerade einfach, und die zwei Stufen vor dem Haus wurden zu einem unerwarteten Problem.

Irgendwie schaffte er es schließlich doch ins Bett.

Auch die Ruhe linderte Burkhards Beschwerden nicht. Die Schmerzen quälten ihn die ganze Nacht. Am nächsten Morgen konnte er gar nicht aufstehen und ihm war übel.

„Was ist das denn für eine Therapie, nach der es dir schlechter geht als vorher?", kritisierte ich entsetzt.

„Der Körper muss sich erst an die Medikamente gewöhnen", verteidigte Burkhard die Behandlung. Er setzte alle Hoffnungen auf eine Verbesserung seines Zustandes in die Infusionen.

„Vor der Therapie konntest du noch laufen, jetzt geht gar nichts mehr", beharrte ich skeptisch. „Es verschlechtert deinen Zustand eindeutig."

Aber von einem Abbruch nach der ersten Behandlung wollte er nichts hören. Aufgeben kam nicht infrage; er war entschlossen, die Therapie durchzuziehen. Widerwillig meldete er sich krank.

Die nächste, fünftägige Therapie Ende April vertrug Burkhard tatsächlich besser. Diesmal hatte ich mir vorsichtshalber frühzeitig frei genommen und meinen Freund nach Göttingen begleitet. Doch anders als nach der ersten Behandlung konnte er im Anschluss an die Infusionen selbst Auto fahren und gehen.

Ich beruhigte mich. Anscheinend hatte er Recht gehabt und es waren nur die Startschwierigkeiten der Behandlung gewesen, die ihm zu schaffen gemacht hatten. Sein Körper gewöhnte sich anscheinend an die starken Medikamente und vertrug sie nun besser.

Burkhard

Die Infusionsbehandlung wirkte nicht so, wie ich es mir erhofft hatte. Immunglobulinen und Cortison zum Trotz meinte ich, eine allgemeine Verschlechterung meines Zustandes festzustellen. Meine Kraft nahm weiter ab und nach jeder Behandlung hatte ich mehr Schwierigkeiten, wieder auf die Beine zu kommen. Aber es widerstrebte mir, mir das Offensichtliche einzugestehen: Die Medikamente schlugen nicht an. Ich begriff, was das bedeutete. Bei meiner Krankheit handelte es sich nicht um die von den Ärzten vermutete Nervenentzündung.

Einfach mal zu testen, ob eine entsprechende Therapie anschlug, war anscheinend auch eine praktikable Möglichkeit, eine Diagnose auszuschließen.

Nach der dritten Infusion Anfang Juni 2007 brach ich die Therapie ab.

Kapitel 6: Mit der Keule

SILKE

"Warte mal kurz, Silke."

Burkhard hielt mich an der Schulter fest. Er war stehen geblieben, mitten auf der Mönckebergstraße. Die anderen Passanten mussten um uns herumgehen.

Ganz spontan waren wir mal wieder in den Zug gestiegen und nach Hamburg gefahren. Wir hatten ein zentrales Hotel am Bahnhof ergattert und uns gestern Abend bereits das Dirty Dancing-Musical angesehen.

"Was ist denn los?", wollte ich wissen.

"Ich kann nicht mehr laufen", flüsterte er mit gesenkter Stimme, als hätte er Angst, einer der vorbeieilenden Passanten könnte mithören. "Die Kraft in meinen Beinen ist komplett weg."

Er hatte meinen Arm nicht gegriffen, um mich aufmerksam zu machen, sondern um sich an mir festzuhalten, begriff ich. Er drohte, das Gleichgewicht zu verlieren. So schlagartig war der Kraftverlust vorher noch nie aufgetreten. Ich hatte es zumindest nicht mitbekommen. War es, weil wir vorher nicht zusammengelebt hatten? Hatte er mir einfach nichts davon erzählt? Was jetzt? Mein Blick fiel auf einen vor uns am Straßenrand haltenden Bus.

"Stadtrundfahrt", improvisierte ich und schob ihn in das Gefährt. Nach der einstündigen Erholungspause im Bus konnte Burkhard wieder einigermaßen gehen. Allerdings kam es mir vor, als hätte sich sein Gangbild von einem

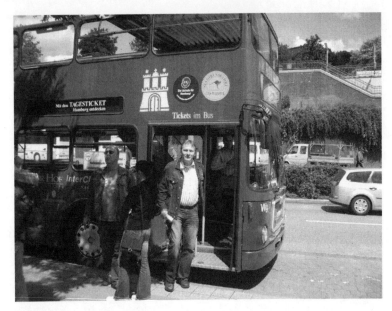

Moment auf den anderen deutlich verschlechtert. Vor allem mehrere Treppen ohne Geländer versperrten uns plötzlich wie meterhohe Mauern den Weg. Ich beobachtete, wie Burkhard sich an den Wänden entlangtastete, um die Stufen zu bewältigen.

Am nächsten Tag machten wir eine Hafenrundfahrt.

Trotz der Verschlechterung seines Zustandes sträubte sich Burkhard hartnäckig gegen das Benutzen von Krücken.

Bis zum Vorabend des Schützenballs 2007.

Ich stand bereits seit einer Weile im Bad und frisierte meine Haare, denn ich war Schützenkönigin geworden und wollte beim Fest am nächsten Tag eine majestätische Erscheinung abgeben.

Plötzlich knallte es in der Wohnung! Mir war sofort klar, dass etwas passiert war. Ich rannte ins Treppenhaus und *entdeckte Burkhard am unteren Ende der Kellertreppe. Er war mit der Post in der Hand auf dem Weg in unser damals noch im Keller befindliches Büro gestürzt.*

Zum Glück schien er sich nicht ernsthaft verletzt zu haben, denn er versuchte bereits, sich aufzurappeln. Wortlos holte ich die Unterarmgehstützen und hielt sie ihm hin. Mit den Gehhilfen schaffte er es zurück ins Wohnzimmer aufs Sofa, wo wir sein geprelltes Knie kühlten.

Von dem Tag an benutzte er die Gehstützen ohne weiteren Protest.

Wir wollten uns von der Krankheit nicht ausbremsen lassen. Im Sommer fuhren wir wie geplant nach Abu Dhabi, und auch das Oktoberfest im Herbst ließen wir nicht aus.

Burkhard

Nach Abbruch der Infusionstherapie stand jetzt noch eine weitere Option im Raum: Da die Nervenentzündung als Ursache ausschied, glaubten meine Göttinger Ärzte nun an eine Autoimmunreaktion. Es war möglich, dass das Immunsystem meines Körpers, dass mich eigentlich gegen die Infektion von Viren und Bakterien schützen sollte, meine eigenen Nervenzellen angriff und zerstörte.

„Um das zweifelsfrei zu klären, müssten wir Ihr Immunsystem herunterdrücken, Herr Linke", erklärte mir Prof. Dr. B.

Herunterdrücken? Ich schluckte, als ich das brutale Wort hörte, dass die Behandlung benannte.

„Chemotherapie."

Bisher hatte ich die Chemotherapie nur im Zusammenhang mit Krebserkrankungen wahrgenommen. Und im Zusammenhang mit den Konsequenzen natürlich: Gewichtsverlust, Übelkeit, Haarausfall.

„Der Wirkstoff reduziert die Anzahl Ihrer Leukozyten – das ist die Immunabwehr in Ihrem Blut. Wir streben einen Wert von unter zweitausend Leukozyten pro Milliliter an", erklärte mir der Doktor mit entschlossenem Unterton in der Stimme.

Puh! Das klang verdammt nach dem Diagnose-Ausschlussverfahren, das die Ärzte vorher bereits mit den Cortisoninfusionen betrieben hatten. Mit der chemischen Keule wollten sie mein Immunsystem k.o. schlagen. Zeigte die Chemo keine Wirkung, wäre zumindest geklärt, dass auch eine Autoimmunerkrankung nicht als Ursache meiner Beschwerden in Frage käme. Ich bat um Bedenkzeit.

Es dauerte ein paar Tage, bis ich mich mit dem Gedanken anfreundete, dass die Chemotherapie die einzige Möglichkeit war, eine Autoimmunerkrankung zu erkennen. Schließlich kam ich zu dem Schluss, dass ich die Chemo wahrscheinlich überleben würde, was ich von meiner mysteriösen Krankheit nicht mit Sicherheit sagen konnte.

Ich ließ mich darauf ein. Im Herbst 2007 begann ich die Behandlung.

Kalter Schweiß perlte auf meiner Stirn. Das Rumpeln des Wagens zog mir den Magen zusammen, sein Inhalt stieg nach oben. Meine Hände zitterten, meine Arme fühlten sich schwach an. Mir wurde übel. Gerade noch rechtzeitig gelang es mir, die Tüte vor den Mund zu halten.

Silke lenkte das Auto. Armaturenbrett, Fußraum und Sitze waren mit Handtüchern abgedeckt. Ich übergab mich im Minutentakt. Dabei hatte ich nach der ersten Chemotherapie gedacht, die Sache würde allgemein dramatisiert werden. Ich hatte kaum Nebenwirkungen gespürt, war noch selbst mit dem Auto von Göttingen zurück nach Hameln gefahren. Das war heute undenkbar. Die zweite Chemotherapie zeigte durchschlagende Wirkung: Zwanzig Stunden Übelkeit.

SILKE

Die Junisonne strahlte an diesem Sommermorgen 2008.

Dabei hatte es gestern Abend noch ausgesehen, als würde uns das Wetter diesen wichtigen Tag vermiesen. Während wir die Fußball-Europameisterschaft im Fernsehen verfolgt hatten, war der Regen wie aus Eimern zu Boden gestürzt und es war ungemütlich kalt gewesen.

Bloß kein Regen, hatte ich gehofft. Und: Hoffentlich gibt es keine Verlängerung, ich muss um sechs Uhr aufstehen.

Meine Bitte war offensichtlich erhört worden. Jetzt lachte die Sonne über den majestätischen Sandsteinmauern des dreiflügeligen Schlosses Schwöbber. In diesem beeindruckenden Bauwerk der Weserrenaissance hatte einst das berühmte niedersächsische Adelsgeschlecht der Münchhausens residiert, zu dem auch der bekannte Lügenbaron zählte.

Ich stand im langen, cremefarbenen Kleid in der traumhaften Kulisse der Gartenanlagen des Wasserschlosses. Burkhard sah in seinem zu meinem Kleid passenden, braunen Anzug einfach fabelhaft aus. Wir heirateten an diesem herrlichen Morgen im Pavillon des Schlosses, im kleinen Kreis. Hinterher wurde das Ereignis im Gasthaus Felsenkeller gebührend gefeiert. Wir waren um fünf Uhr in der Früh im Bett. Um zehn verabschiedeten wir unsere Gäste beim Frühstück, denn am nächsten Tag ging es auf Hochzeitsreise an den Bodensee.

Mein frisch angetrauter Ehemann fuhr den Automatikwagen noch immer selbst, den Rollstuhl hatten wir aber bereits im Gepäck.

BURKHARD

Mit meiner Hochzeit endete mein Arbeitsleben. Als wir am 20. Juni 2008 heirateten, verbrauchte ich meine letzten Urlaubstage. Am 30. Juni 2008 ging ich endgültig in Rente, am gleichen Tag wie Bill Gates.

Zu dem Zeitpunkt machte mir das Gehen immer größere Probleme und auch das Autofahren würde in absehbarer Zeit schwierig werden.

Eingereicht hatte ich den Rentenantrag schon lange vorher – im Oktober 2007. Und seit Januar 2008 hatte ich den positiven Rentenbescheid bereits in der Tasche. Theoretisch hätte ich mein Arbeitsleben also viel früher beenden können.

Ich musste aber nicht. Wollte auch nicht. Es fiel mir sehr, sehr schwer, mich von diesem Teil meines Lebens – der Berufstätigkeit – zu verabschieden. Das war ein so endgültiger Schritt. Und ein so großes Zugeständnis an die Krankheit.

Außerdem machte mir meine Arbeit als Werksleiter für Qualitätsmanagement nach wie vor viel Spaß. Meinen Job empfand ich immer als interessant, innovativ und anspruchsvoll. Die Arbeit stellte mich vor ständig neue Probleme, die gelöst werden wollten. Diese Herausforderungen reizten mich noch immer. Mein Verstand war ja – und ist auch heute noch – leistungsfähig, nur mein Körper nicht. Ich schaffte es nicht länger, das zu ignorieren.

Zu diesem Zeitpunkt lernte ich den Vorteil einer Berufsunfähigkeitsversicherung zu schätzen. Die Zusatzversicherung hatte ich bereits vor langer Zeit abgeschlossen, ohne dass mir in den Sinn gekommen wäre, dass ich tatsächlich vorzeitig aus dem Berufsleben ausscheiden und sie in Anspruch nehmen müsste. Heute kann ich aus meiner Erfahrung heraus jedem, der es sich finanziell irgendwie erlauben kann, zu einer solchen Zusatzversicherung raten. In jungen Jahren sind die monatlichen Beiträge verhältnismäßig gering. Auch wenn Berufseinsteiger es sich kaum vorstellen können, kann die Berufsunfähigkeit wirklich jeden treffen. Selbst die gesündeste Ernährung, regelmäßiger Sport und Alkohol- und Nikotinabstinenz sind keine Garantie für lebenslange Leistungsfähigkeit. Kein Zwanzigjähriger kann voraussehen, wie sein Leben mit fünfzig aussehen wird.

Mir kam meine monatliche Zusatzrente jetzt jedenfalls zu Gute. Tatsächlich hatte ich mehrere Bekannte in meinem Alter, die ebenfalls durch verschiedenste Umstände in den vorzeitigen Ruhestand gezwungen wurden. Einige von ihnen bekamen die fehlende Zusatzabsicherung schmerzhaft zu spüren. Selbst bei einer bis zum Renteneintritt durchgehenden Berufstätigkeit, blieb ihre Vollerwerbsminderungsrente auf einem im Hartz-IV-Bereich anzusiedelnden Niveau. Erschreckend!

Plötzlich hatte ich viel Zeit. Sehr viel Zeit. Mehr als jemals zuvor in meinem Leben. Und das von einem Tag auf den anderen. Ich musste meinen Tagesablauf erst darauf einstellen. Besonders nervte mich, dass ich nicht mehr alleine in der Lage war, das Haus zu verlassen. Ich war eingesperrt. Ausgebremst.

Obwohl ich mich zum Zeitpunkt meines Renteneintritts noch mit Krücken bewegen und Auto fahren konnte, schaffte ich es allein nicht, den Rollstuhl in den Kofferraum des Wagens zu bugsieren.

Sogar eine Kleinigkeit wie das Öffnen der Terrassentür wurde irgendwann zum Problem. Obwohl unsere Wohnung ebenerdig im Erdgeschoss lag, konnte ich sie bald nicht mehr durch die Haustür betreten, denn zu dieser führten zwei Stufen hinauf. Kamen wir nach einem Stadtbummel nach Hause, musste ich das Gebäude mit dem Rolli umfahren und dann im Garten warten, bis Silke mir die Terrassentür öffnete und mich hereinließ. Ich ärgerte mich schwarz darüber.

Später würden wir über die Schwelle der Terrassentür hinweg eine kleine Rampe für den Rollstuhl bauen.

Doch ich musste mir jetzt eingestehen, dass ich auf Hilfe angewiesen war. Das war nicht leicht für einen Einzelkämpfer wie mich. Ich war es gewohnt, alles selbst zu entscheiden, für meine Schritte allein verantwortlich zu sein.

Es kostete mich Überwindung, um Hilfe zu bitten. Und Geduld, auch mal darauf zu warten.

SILKE

Nach unserer Hochzeitsreise verschlechterte sich Burkhards Zustand dann jedoch stark. So sehr es ihn auch ärgerte, arbeiten war jetzt wirklich nicht mehr möglich. Burkhard musste sich schweren Herzens und mit knirschenden Zähnen aus seinem Job in den vorzeitigen Ruhestand verabschieden. Glücklicherweise war sein Rentenantrag zu dem Zeitpunkt schon lange bewilligt gewesen. Zumindest bürokratische Hürden galt es also nicht mehr zu überwinden.

Ich stellte Burkhard morgens vor der Arbeit alles bereit und setzte ihn in seinen Rollstuhl. Die Unterarmgehstützen blieben schon lange in der Ecke stehen. Wenn ich abends nach Hause kam, sah ich Dinge auf dem Boden liegen, die ihm aus der Hand gefallen waren und die er allein nicht wieder hatte aufheben können.

Auch das Autofahren wurde jetzt schwieriger, denn die Reaktionsfähigkeit seiner Füße ließ spürbar nach.

Im Spätsommer 2008 hatte Burkhard noch einmal einen Termin in Göttingen. Allein war die Reise für ihn inzwischen unmöglich geworden.

Weil ich nicht frei bekam, fuhr mein Bruder ihn zur Behandlung. Meine Familie nahm meinen Mann samt der Krankheit ganz selbstverständlich an und stand uns zur Seite. Durch die Krankengeschichte meines Vaters war uns der Umgang vermutlich vertraut. In unserer Familie war Gesundheit nie eine Selbstverständlichkeit gewesen.

Burkhards Familie hatte ich inzwischen näher kennengelernt und bemerkt, dass die Auffassung von Krankheit dort eine andere zu sein schien. Mir kam es vor, als erwartete seine Familie geistige und körperliche Fitness geradezu. Bisher waren sie natürlich auch daran gewöhnt gewesen, einen extrem leistungsfähigen und erfolgreichen Sohn zu haben. Dass derselbe Sohn in Zukunft dauerhaft auf den Rollstuhl angewiesen sein könnte, weigerten sie sich schlicht zu akzeptieren. Seine Krankheit schienen sie nach wie vor als einen vorrübergehenden Zustand zu begreifen.

Ich hingegen musste mir jetzt eingestehen, dass Burkhard nicht mehr damit zurechtkam, den ganzen Tag über allein zu Hause zu sein.

Im November 2008 zog ich die Konsequenzen und ließ mich von meinem Arbeitgeber für ein halbes Jahr freistellen, um meinen Mann pflegen zu können. Die Entscheidung fiel relativ rasch innerhalb weniger Wochen, in denen sich durch den Rollstuhl vor allem Burkhards Eigenständigkeit verschlechterte. Allerdings stellte mein Entschluss einen gewaltigen Einschnitt in meinem Leben dar. Die Aufgabe meines Berufs machte sich nicht nur im Geldbeutel bemerkbar. Auch meine Selbstständigkeit war von einem Tag auf den anderen spürbar eingeschränkt: Ich war nicht mehr berufstätig, nur noch ... ja, was eigentlich? Hausfrau? Oder Krankenschwester? So hatte ich mir das nie vorgestellt und wenige Wochen zuvor hatte ich diese Situation definitiv auch noch nicht kommen sehen. Plötzlich hatte ich kein Geld, keine Arbeit und einen kranken Mann. Außerdem standen wir vor einer weiteren Entscheidung: Burkhard hatte seit etlichen Jahren in Nebentätigkeit eine Hausverwaltung betrieben. Nun holte ich das kleine Büro der Firma aus dem Keller in ein separates Zimmer im Erdgeschoss, damit Burkhard Abrechnungen bearbeiten und Mietverträge auf-

setzen konnte. Das größte Problem hierbei stellten die Kundengespräche und Wohnungsbesichtigungen, die Burkhard sonst nach Feierabend erledigt hatte, dar. Diese Tätigkeiten waren für ihn unmöglich geworden. Ich musste mich damit auseinandersetzen, ob ich die Hausverwaltung übernehmen wollte. Die andere Alternative war, die kleine Firma aufzugeben, was natürlich nicht gerade zur Entspannung unserer finanziellen Lage beigetragen hätte.

Hin und wieder hatte ich Burkhard bereits zu Terminen begleitet, doch ich hatte nie damit gerechnet, selbst Mietverträge aufzusetzen und Wohnungen präsentieren zu müssen. Dementsprechend aufmerksam hatte ich Burkhards Arbeit verfolgt. Ich hatte keine Ahnung vom Immobiliengeschäft. Zumindest brachte ich aber ein gewisses Verkaufstalent mit – das hatte ich während meiner eigenen beruflichen Laufbahn ja herausgefunden. Das war zumindest nicht die allerschlechteste Voraussetzung.

Ich entschied mich, es einfach zu versuchen.

BURKHARD

Neben all den privaten Veränderungen im Jahr 2008 lief meine Chemotherapie weiter. Sechs Mal unterzog ich mich im Laufe des Jahres 2008 der Behandlung. Jedes Mal reagierte mein Körper vollkommen unvorhersehbar. Mal vertrug ich den Giftcocktail unerwartet gut, mal unerwartet schlecht.

Die Anzahl der Leukozyten in meinem Blut verringerte sich deutlich, wenn auch nicht ganz so drastisch, wie die behandelnden Ärzte es geplant hatten.

Der von den Medizinern ursprünglich angestrebte Wert von zweitausend Leukozyten pro Milliliter Blut wurde nie erreicht. Mein eigenwilliges Immunsystem ließ sich maximal auf einen Wert von dreitausend Leukozyten dämpfen.

Dafür verschlimmerte sich mein körperlicher Zustand zusehends, und die Belastung durch die Chemotherapie schwächte mich zusätzlich. Nach einem Jahr Chemo gestand ich mir schließlich widerwillig ein, dass auch diese Behandlung nicht anschlug. Im Februar 2009 brach ich die Therapie ab. Zu diesem Zeitpunkt war ich bereits dauerhaft auf einen Rollstuhl angewiesen.

Prof. Dr. B. war nun am Ende seines Lateins angelangt. Die Chemo war aufgrund des Fehlens einer gesicherten Diagnose ein ‚Schuss ins Blaue' gewesen. Die letzte Möglichkeit eines vagen Therapieversuchs meiner noch immer mysteriösen Beschwerden.

Auch nach Beendigung der Chemotherapie konnten die Göttinger Mediziner nach wie vor keine eindeutige Diagnose stellen, doch wenigstens schied eine Autoimmunerkrankung nun als Ursache definitiv aus.

Prof. Dr. B. vermutete jetzt eine „halbe *ALS*", denn: „Bei einer ‚ganzen *ALS* wären Sie, meiner Meinung nach, zu diesem Zeitpunkt bereits auf dem Friedhof anzutreffen, Herr Linke."

Normalerweise schädigte *ALS* das *erste* und *zweite Motoneuron*. Bei den *Motoneuronen* handelt es sich um Nerven, die ausschließlich für die Bewegung zuständig sind; sie bilden also die Verbindung zwischen Hirn und Muskel. Als *erstes Motoneuron* werden die Nervenbahnen bezeichnet, die vom Gehirn aus innerhalb des Nervenkanals im Rückenmark der Wirbelsäule verlaufen. *Zweites Motoneuron* nennt man die Nerven, sobald sie aus der Wirbelsäule austreten und sich im Körper bis hin zu Finger- und Fußspitzen verteilen. Bei mir war allerdings nur das *zweite Motoneuron*, also die Verbindung zwischen Wirbelsäule und Muskulatur betroffen. Ich wurde immer schwächer, konnte meine Muskulatur immer weniger steuern. Das *erste Motoneuron*, die Nervenbahnen innerhalb der Wirbelsäule, funktionierten nach wie vor. Deshalb war ich in der Lage zu sprechen, zu atmen, zu schlucken und den Kopf zu bewegen. Also murmelten die Göttinger Ärzte jetzt undeutlich etwas von einer „halben *ALS*" oder „einer Motoneuronenerkrankung im weitesten Sinne".

Mit diesen schwammigen Diagnosen, nach denen ich in medizinischen Fachbüchern vergeblich suchte, fuhr ich nach der erfolglosen Chemotherapie nach Hause.

Kapitel 7: Restlebenszeit

Burkhard

Mittlerweile war ich aufgrund der fortgeschrittenen Schwäche meiner Beine und meines durch die Chemotherapie verschlechterten Allgemeinzustandes nicht mehr in der Lage zu gehen. Auto fahren klappte auch nicht mehr.

Bis Weihnachten 2008 konnte ich mich an Krücken noch einige Meter allein bewegen. Meine Beine konnten mein Körpergewicht nur noch halten, wenn ich die Kniegelenke komplett nach hinten durchstreckte. Die winzigste Kniebeugung ließ mich die Kontrolle verlieren und meine Beine wie Streichhölzer unter mir wegknicken. Ich bin einige Male gefallen, glücklicherweise ohne nennenswerte Folgen.

Ende 2008 war ich schließlich dauerhaft auf den Rollstuhl angewiesen. Außerdem benötigte ich immer mehr Hilfe von Silke.

Plötzlich musste ich mich für Dinge bedanken, an die ich zuvor keinen Gedanken verschwendet hatte. Silke hingegen war mittlerweile geübt darin, mir vom Bett in den Rollstuhl und vom Rollstuhl ins Auto zu helfen. Weil ich nicht gerade kleinwüchsig war, waren diese Tranfers für sie eine körperliche Herausforderung, das war mir bewusst. Silke und ich waren nur ohne die Hilfe weiterer Personen mobil, weil ich noch ausreichend Kraft in dem Armen besaß, um beim Wechsel vom Rollstuhl in das Auto mitzuhelfen.

Wenn jedoch auch die Kraft meines Oberkörpers weiter schwand, würde Silke mich in absehbarer Zeit nicht mehr alleine bewegen können, begriff ich. Wie sollte es dann weitergehen?

Ich fing, an mir auszumalen, welche Einschränkungen das aggressive Fortschreiten der Krankheit noch mit sich bringen könnte. Konnte es sein, dass ich womöglich bei kleinsten Tätigkeiten wie Zähne putzen oder Haare kämmen, Essen oder Trinken Hilfe benötigen würde? Ganz sicher würde ich nicht mehr vom Rollstuhl aufs Klo kommen, mir irgendwann nicht mehr allein den Hintern abwischen, vielleicht nicht mal mehr allein eine Urinflasche festhalten können.

Mir wurde klar, welchen Umfang meine Pflege erreichen konnte. Das würde meine Frau gar nicht bewältigen können! Würde ich einen Pflegedienst brauchen? Müsste ich dann abends um sechs ins Bett gehen, weil die Pfleger Feierabend machen wollten?

Meine Gedanken fingen an, um diese Problematik zu kreisen. Mein Kopf brummte schon morgens, direkt nach dem Aufwachen. Dabei hatte ich noch nie unter Kopfschmerzen gelitten. Aber meine Gedanken rotierten weiter.

Plötzlich schien mir alles schwerer zu fallen, sogar das Atmen. Mein Allgemeinzustand machte mir immer mehr Sorgen. Ich musste irgendetwas unternehmen.

Den Namen des letzten Spezialisten zum Thema *Motoneuronenerkrankungen* und *ALS*, den ich aufsuchte, fand ich im Internet. Er praktizierte an einer Klinik in Wiesbaden. An ihn wandte ich mich mit meiner neuen Diagnose „halbe *ALS*" im März 2009.

Silke

„Ich kann keinen Aufzug entdecken."

Meine Schritte hallten durch die Tiefgarage. Die Fluchtwege und die Ausfahrt waren ausgeschildert, der niedrige Autostellplatz beleuchtet, doch außer Burkhard und mir war an diesem Sonntagabend im Parkhaus unter dem Hotel kein Mensch anzutreffen.

Für die Untersuchungen in Wiesbaden wurde Burkhard nicht stationär in der Klinik aufgenommen. Doch die vierstündige Anreise macht eine Unterkunft vor Ort notwendig. Wir hatten das Hotel neben der Klinik gebucht, die hauseigene Tiefgarage problemlos erreicht und waren jetzt unterirdisch mit Rollstuhl unterwegs. Einen Aufzug vom Parkhaus ins Erdgeschoss des Hotels hinauf suchte ich vergebens.

Mir blieb nichts anderes übrig, als Burkhard im Rollstuhl in der Tiefgarage sitzen zu lassen und mich zu Fuß auf den Weg zur Rezeption zu machen. Weil ich für das Gepäck ja auch allein zuständig war, dachte ich mittlerweile ökonomisch und nahm die erste Tasche gleich mit.

Hinter dem modernen Tresen am Empfang fand ich endlich mehrere Mitarbeiter des Hotels und schilderte ihnen unser Problem.

„Hm." Die Angestellten dachten kurz nach. „Da fällt mir als Lösung nur der Küchenaufzug ein."

Der junge Mann in der blauen Hoteluniform begleitete mich in die Tiefgarage. Er dirigierte Burkhard und mich um mehrere Ecken zu einem versteckt liegenden Aufzug, mit dem normalerweise angelieferte Waren in die Küche transportiert wurden.

Auf diesem Umweg gelangten wir endlich ins Erdgeschoss. Der Hotelmitarbeiter lotste uns durch den Küchenbereich und an der Wäscherei vorbei, bis wir das Foyer erreichten und dort in den normalen Aufzug zu den Zimmern steigen konnten.

Dass die Klinik nebenan den ersten Termin meines Mannes am nächsten Morgen auf acht Uhr gelegt hatte, bedeutete für mich, dass mein Wecker um halb sieben klingelte. Denn Burkhard benötigte neuerdings Hilfe beim Aufstehen, Waschen und Anziehen. Bis er im Rollstuhl saß, dehnten sich die Minuten leicht zu Viertelstunden, denn ich hatte mich noch nicht an diese Situation gewöhnt. Die Handgriffe dauerten etwas länger; ich war nicht geübt in der Pflege – wie sollte es auch anders sein? Plötzlich hatte ich Aufgaben zu erledigen, auf die andere Menschen in einer dreijährigen Ausbildung vorbereitet wurden.

Irgendwie schafften wir es pünktlich in die Klinik. Dort erledigten während der Wartezeit Schwestern bereits die Vorgespräche und ließen uns Fragebögen ausfüllen.

Gegen zehn Uhr begegneten wir endlich dem ALS-Spezialisten Doktor S. persönlich. Er sah gar nicht so beeindruckend aus, wie man sich einen ‚ALS-Papst' vorstellt: ein kleiner, schmaler, glattrasierter Brillenträger mit ernstem Gesicht.

Mit ihm begannen die bekannten Gespräche von Neuem. Der Arzt bewegte Burkhards Beine und den Rücken und testete Reflexe, Muskelkraft und Koordination. Bis zum Mittag zog sich die Prozedur hin.

„Wir werden morgen weitere diagnostische Untersuchungen durchführen", erklärte uns der Mediziner schließlich. Er verabschiedete sich, und eine Schwester machte den nächsten Termin mit uns aus.

Als Burkhard und ich am frühen Nachmittag die Klinik verließen, breitete sich aus irgendeinem Grund ein flaues Gefühl in meinem Magen aus ...

Am nächsten Tag standen die üblichen Untersuchungsverfahren mit Namen aus Großbuchstaben auf dem Plan: MRT, EEG, EMG und viele mehr.

„Die einzelnen Untersuchungen scheinen diesmal viel länger zu dauern", flüsterte ich Burkhard zwischen zwei der Diagnoseverfahren zu.

„Das sind die gleichen Tests wie in Göttingen", beruhigte er mich. „Die machen das hier nur noch einmal gründlicher."

Aber mein flaues Gefühl blieb hartnäckig. Ich spielte nervös mit dem kleinen Silberengel, der an meinem Pandora-Armband baumelte. Meine Eltern hatten ihn mir geschenkt.

Mir kam es vor, als würden die Ärzte die Untersuchungen doppelt und dreifach durchführen. Hatten sie einen Verdacht? Wollten sie ihr Ergebnis absichern?

Gegen Mittag waren die verschiedenen Untersuchungen abgeschlossen.

Weil das Abschlussgespräch mit Doktor S. um 17 Uhr angesetzt war, blieben wir in der Klinik und warteten. In der Cafeteria im Erdgeschoss bestellten wir uns einen Kaffee und warteten voller Anspannung auf die Ankündigung des Arztes.

„Es ist ALS", flüsterte mir eine pessimistische Stimme in meinem Kopf zu.

Wir saßen vor einem wuchtigen Schreibtisch aus dunklem Holz. Ich im Stuhl, mein Mann im Rollstuhl.

„Es ist ALS", sagte der Arzt.

Ich spürte meine Augen brennen und drehte den kleinen Silberengel zwischen meinen Fingern. Doktor S. reichte mir ein Taschentuch. Er besaß eine Tabelle, mit der er Burkhards Restlebenszeit angeblich genau ausrechnen konnte. Diese Tabelle hatte er selbst erstellt, erfuhren wir später.

„In einem Jahr sind Sie nicht mehr am Leben, Herr Linke", stellte Doktor S. unmissverständlich klar.

Unumstößlich, klang das für mich. Endgültig.

Keiner von uns sagte ein Wort.

Die restlichen Erklärungen hörte ich wie durch Watte. Die Stimme des Mediziners erschien mir weit weg. Den Sinn seiner Worte zu begreifen, fiel mir so schwer, als hätte ich bei einem Film im Kino den Faden verloren.

„Sie werden irgendwann keine Luft mehr bekommen, Herr Linke", redete der Arzt weiter. „Ich rate Ihnen, eine Patientenverfügung aufzusetzen, in der Sie festlegen, ob Sie einen Luftröhrenschnitt und künstliche Beatmung möchten. Sonst muss Ihre Frau das irgendwann für Sie entscheiden. Diese Entscheidung sollten Sie selbst treffen."

Dann war das Gespräch beendet.

„Alles Gute", wünschte uns der Mediziner.

Noch am selben Abend machten wir uns auf den Heimweg. Es wurde bereits dunkel und regnete, als ich unseren Wagen auf die Autobahn lenkte. Keiner von uns sagte etwas.

Ich schaltete das Radio ein und konzentrierte mich auf den Verkehr, auf die blendenden Scheinwerfer der anderen Autos, deren Licht sich auf dem nassen Asphalt spiegelte.

Die Gedanken an die Schockdiagnose versuchte ich zu verdrängen. Denn ich ahnte, dass diese Diagnose alle meine Träume wie Seifenblasen zerplatzen ließ. Tief in Gedanken versunken registrierte ich kaum, dass wir uns bereits unserem zu Hause näherten. Eigentlich wollte ich gar nicht so schnell dort ankommen.

BURKHARD

Lebensverlängernde Maßnahmen. Operativer Luftröhrenschnitt. Patientenverfügung. Auf dem Weg von Wiesbaden nach Hause schwirrte mir der Kopf.

In einem Jahr sind Sie nicht mehr am Leben. Das hatte ich schon einmal gehört. Noch ein Arzt, der Orakel spielte.

Setzen Sie das Ende der Therapie fest. Das bedeutete in Wirklichkeit: Setzen Sie das Ende Ihres Lebens fest.

Doch das Schlimmste war: Im Gegensatz zu meiner letzten Todesprophezeiung konnte ich mir dieses Mal durchaus vorstellen, dass Doktor Wiesbaden Recht hatte.

Auf der Fahrt nach Hause rechnete ich hin und her, doch auch mithilfe der Mathematik konnte ich das Urteil des Arztes dieses Mal nicht so einfach widerlegen.

Das Ergebnis der Untersuchungen war vernichtend gewesen: Alle meine Werte waren durchgehend schlecht. Die Leitgeschwindigkeit meiner Nerven hatte dramatisch abgenommen. EEG und EMG zeigten, dass die elektrischen Impulse an die Muskeln miserabel weitergegeben wurden. Meine Lungenfunktion war deutlich eingeschränkt, und der Bluttest hatte eine Unterversorgung meines Körpers mit Sauerstoff und eine Erhöhung der CO_2-Konzentration ergeben.

Der ‚*ALS*-Papst' in Wiesbaden hatte eine Formel entwickelt, mit der er die Restlebenszeit von *ALS*-Patienten ermitteln konnte.

„In Ihrem Fall verläuft die Erkrankung ungewöhnlich langsam, Herr Linke", hatte er bemerkt. Er hatte ebenfalls festgestellt, dass mein erstes Motoneuron noch immer ziemlich gut funktionierte.

„Doch vor allem die schlechte Funktion Ihrer Lunge ist alarmierend", klingelten seine Worte noch in meinen Ohren. „Wenn Sie nichts unternehmen, sind Sie nächstes Jahr um diese Zeit nicht mehr am Leben."

Meine von ihm errechnete Restlebenszeit betrug zehn bis zwölf Monate. Dann würde nach Ansicht des Arztes meine Lunge versagen.

Anderseits hatte sich der letzte Arzt mit der Prophezeiung meines Todes erwiesenermaßen geirrt.

Ich wusste nicht, was ich von all dem halten sollte.

Und unter dem Begriff „Lungenversagen" konnte ich mir nichts Konkretes vorstellen. Es sollte mit dem Zwerchfell zusammenhängen, bei dem es sich ebenfalls um einen Muskel handelt. Diese Muskelplatte liegt wie ein Tuch unterhalb der Lunge quer im Brustkorb und ist ringsum an dessen Kanten befestigt. Zieht sich dieser Muskel zusammen, senkt er sich ab. Dabei nimmt er das Lungengewebe mit und dehnt die Lunge aus, so dass diese sich mit Luft füllt. Entspannt sich der Muskel wieder, atmet man automatisch aus. Wenn mein Zwerchfell irgendwann von den Nervenimpulsen nicht mehr ausreichend in Gang gehalten werden würde, würde meine Atmung versagen. Eine Beeinträchtigung war bereits jetzt durch die verminderte Sauerstoffkonzentration in meinem Blut zu erkennen.

Wie auch immer sich ein Lungenversagen für mich bemerkbar machen würde: Wenn meine Erkrankung weiterhin im gleichen Tempo fortschritt, könnte die neue Prognose zutreffen. Das konnte ich mir sogar selbst ausrechnen.

„Sie sollten sich Gedanken machen, Herr Linke. Zum Beispiel sollten Sie Ihrem Körper vermehrt Sauerstoff zuführen", erinnerte ich mich an die Ermahnungen des Arztes. „Eine zeitweilige Maskenbeatmung könnte Abhilfe schaffen. Außerdem kann eine künstliche Beatmung notwendig werden. Das würde einen operativen Luftröhrenschnitt, ein sogenanntes *Tracheostoma*, und eine dauerhafte Intubierung bedeuten. Ich rate Ihnen dringend, zu überlegen, welche dieser lebensverlängernden Maßnahmen für Sie in Betracht kämen und welche nicht. Am besten setzen Sie das Ende der Therapie in einer Patientenverfügung fest."

Aber an welchem Punkt sollte ich denn mein Leben beenden, wo ich doch überhaupt nicht sterben wollte?

Maskenbeatmung über Nacht?

Okay. Aber wollte ich mir die Luftröhre aufschneiden und einen Plastikschlauch einsetzen lassen, um von einer Maschine beatmet zu werden, wenn ich selbst es nicht mehr konnte? Oder wollte ich es nicht? Wollte ich lieber gleich sterben, als die Chance der künstlichen Beatmung zu ergreifen?

Es schien mir unvorstellbar, dass ich bald etwas so Existenzielles wie das Atmen nicht mehr selbst können würde. Und alles in mir sträubte sich dagegen, den geeigneten Zeitpunkt zum Sterben festzusetzen. Was, wenn ich mich irrte?

SILKE

Meine ganze Welt brach in sich zusammen.

Gute zwei Wochen dauerte es, bis ich die Auswirkungen der Diagnose und die vollkommene Ungewissheit unserer Zukunft allmählich begreifen konnte. Sie brachte mich ins Schleudern.

Ich hatte meinen Job aufgegeben, um meinen Mann zu pflegen. Ich versuchte, die Hausverwaltung, mit der ich mich überhaupt nicht auskannte, am Laufen zu halten. Zudem konnte ich weder die Pflege, die mein Mann benötigen würde, noch die dadurch entstehenden Kosten, auch nur im Ansatz überschauen. Ich hatte keine Ahnung, wie es weitergehen würde.

Außerdem hatten Burkhard und ich es noch immer nicht fertiggebracht, miteinander über die Wiesbadener Diagnose zu reden. Ein-, zweimal versuchte ich, das Thema Patientenverfügung zur Sprache zu bringen. Doch er blockte ab.

„Ich brauche das nicht!", stellte er entschieden klar.

Ich fragte mich, wie er nach den klaren Worten des Spezialisten zu dieser Annahme gekommen war.

Erst einige Tage später begriff ich: Burkhard hatte im Internet die Adresse einer Kölner Firma für Stammzellentherapie entdeckt.

BURKHARD

Mittlerweile saß ich permanent im Rollstuhl. Ich konnte praktisch gar nicht mehr laufen. Meine Beine waren einfach wahnsinnig müde. Doch dank Silkes Hilfe war ich trotzdem noch sehr mobil.

Das ermöglichte uns viele gemeinsame Ausflüge und wir waren häufig unterwegs. Sogar eine kleine Kreuzfahrt erlaubten wir uns: von Kiel nach Göteborg, mit dem Rollstuhl aufs Schiff. Gemeinsam meisterten wir die Hindernisse, auf die wir bei einer solchen Unternehmung zwangsläufig stießen, und auch an helfenden Händen mangelte es nie.

Ich kann jeden Rollstuhlfahrer nur ermutigen, solch kleine Abenteuer einfach mal zu wagen.

Anfangs konnte ich noch allein vom Bett in den Rollstuhl steigen. Das wurde im Laufe der Monate nach Beginn der Rente rapide schlechter, und im Frühjahr 2009 ließ auch die Kraft in meinen Armen spürbar nach.

Ich bekam jetzt regelmäßig Krankengymnastik. Der Physiotherapeut war nicht mehr zwanzig; die meisten Haare hatten seinen Kopf bereits verlassen. Er war ziemlich groß und bärenstark, mit der Statur eines Bodybuilders. Spielend bewegte er sämtliche Gelenke meiner Arme und Beine. Die Versteifung der Gelenke war eine der größten Gefahren bei Bewegungsmangel. Mir selbst fielen zunehmende Atemprobleme auf. Vor allem, wenn ich den Oberkörper zu weit nach vorn beugte und diese ungünstige Sitzhaltung eine Weile inne behielt. Mein Atemvolumen verringerte sich offensichtlich immer weiter.

Noch schaffte Silke es, mich zu bewegen, doch einfach alles wurde beinahe täglich schwieriger. Meine Frau wurde immer stärker gefordert: Sie musste den Rollstuhl positionieren, ihn ins Auto stellen und wieder herausheben, und immer öfter musste sie mich schieben. Weder Übung noch Krankengymnastik konnten diesen Prozess aufhalten.

Ich musste irgendetwas unternehmen, musste das immer raschere Fortschreiten meiner Erkrankung abbremsen, sonst würde es tatsächlich bald mit mir zu Ende gehen. Das spürte ich immer deutlicher.

Aber was konnte ich denn überhaupt noch unternehmen? Hatte ich nicht alle Möglichkeiten ausgeschöpft?

Systematisch durchforstete ich das Internet und stieß auf eine Firma, die eine *Eigenstammzellenbehandlung* anbot. Diese Therapieform kam auch bei *ALS* und ähnlichen Erkrankungen, bei denen Nervenzellen abgebaut wurden, infrage. Angeblich konnte die Stammzellenbehandlung das Fortschreiten der Krankheit verlangsamen. Im glücklichsten Fall würden sogar Verbesserungen des Zustandes eintreten, versprach die Firma auf ihrer Homepage.

Nach der Restlebenszeit-Vorhersage in Wiesbaden war mir klar geworden, dass ich nicht brav eine Patientenverfügung aufsetzen und so unkompliziert wie möglich sterben wollte. Statt über künstliche Beatmung nachzudenken, nahm ich also Kontakt zu der Stammzellen-Firma auf. Ihr Sitz war in Köln. Die Behandlung sollte etwa achttausend Euro kosten.

Trotz dieser enormen Summe war ich fest entschlossen, die Sache in Angriff zu nehmen.

Kapitel 8: Der erste Versuch

SILKE

Von Dezember 2008 bis Anfang Juli 2009 hatte ich mich von der Arbeit freistellen lassen, um Burkhard zu pflegen. Danach hatte ich damit geliebäugelt, mit reduzierter Stundenzahl wieder halbtags zu arbeiten. Leider ließ sich diese für mich hilfreichste, sicherste und in jeder Hinsicht beruhigende Lösung nicht realisieren: Meine Firma bestand auf eine Ganztagskraft.

Meinen Mann neun Stunden am Tag alleinzulassen, war allerdings inzwischen vollkommen unmöglich geworden. Er konnte sich weder selbst etwas zu essen holen noch sich allein innerhalb der Wohnung bewegen. Schweren Herzens kündigte ich meine Festanstellung und meldete mich arbeitslos.

Meine Freistellungszeit hatte ich genutzt, um mich so gut es ging in die Hausverwaltungsfirma meines Mannes einzuarbeiten. Ich war also nicht vollkommen ohne Arbeit. Doch Zukunftsängste blieben nun nicht aus. Mein Leben lang hatte ich gearbeitet, eigenes Geld verdient und es genossen. Außerdem war ich an die Sicherheit der festen Anstellung gewöhnt; ohne diesen Rückhalt fühlte ich mich sehr unsicher.

Im Sommer 2009 weinte ich viel. Wenn ich sehr verzweifelt war, half es mir, mir die umgekehrte Situation vorzustellen: Wenn ich Krebs oder etwas Ähnliches bekäme, würde ich mir ja auch wünschen, dass Burkhard zu mir stünde.

Viel Zeit für meine Verzweiflung blieb mir nicht. Burkhard wollte sich der Stammzellentherapie unterziehen, und plötzlich brauchten wir wieder ein Hotel.

Mir kam es vor, als wären wir gerade erst mit der schlimmen Diagnose aus Wiesbaden zurückgekehrt, als Burkhard von der Internetfirma bereits einen Termin für die neue Behandlung bekam.

Die Stammzellentherapie sollte im Kölner Eduardus-Krankenhaus durchgeführt werden. Die Firma hatte einige Betten auf einer der Stationen angemietet, um ihre Patienten dort zu versorgen.

Schon wieder war etwas los. Schon wieder gab es etwas zu organisieren. Ich kam nicht zum Nachdenken. Ostermontag brachen wir in Richtung Köln auf und checkten in einem Hotel in Köln-Deutz ein. In unserem Zimmer mit Blick auf die Autobahn war es fürchterlich laut; das Fenster zu öffnen, war unmöglich. Der Raum war eng, das Bad zu klein für den Rollstuhl. Unter diesen Umständen würde Burkhards Pflege sehr anstrengend und schwierig werden.

Und das sollte ich tagelang durchhalten?

Am nächsten Morgen fanden wir uns im Krankenhaus ein. Im Wartebereich lernten wir einen anderen ALS-Patienten und eine junge Frau, die unter Parkinson litt, kennen. Beide wollten ebenfalls eine Stammzellenbehandlung durchführen lassen.

Gegen Mittag ging es endlich los. Eine Krankenschwester führte uns in einen engen, schlauchförmigen Raum mit einer schmalen Pritsche an einer Wand. Ich sah mich skeptisch um. Sollte die Stammzellenentnahme tatsächlich hier durchgeführt werden?

Offensichtlich, denn ein Arzt und eine Schwester bereiteten den Eingriff bereits vor. Den beiden kam es gelegen, dass ich meinen Mann begleitete, denn so konnte ich Burkhard aus dem Rolli und auf die Pritsche helfen.

„Seitenlage, bitte."

Der Arzt betäubte mit einer lokalen Injektion eine Stelle am Beckenknochen seitlich auf Hüfthöhe. Dann kam die große Kanüle, mit der er die Stammzellen direkt aus dem Beckenknochen sog. Etwa 0,2 Liter Flüssigkeit wurden dem Knochenmark entzogen. Eine recht beachtliche Menge. Der ganze Eingriff dauerte knapp zehn Minuten. Ich hielt Burkhards Hand.

Komisch, wunderte ich mich. Früher konnte ich weder Blut noch Nadeln sehen.

BURKHARD

Aus den 0,2 Litern Knochenmarksflüssigkeit wurde durch ein Aufbereitungsverfahren etwa ein Fingerhut gefüllt mit Stammzellenflüssigkeit. Um die zwei Millionen aufbereitete Stammzellen sollten sich nun in der winzigen, konzentrierten Menge tummeln.

Nach zwei Tagen waren die Stammzellen weiterverarbeitet, und die Therapie konnte fortgesetzt werden.

„Wir entnehmen Ihnen jetzt erst noch mal die gleiche Menge an Nervenwasser", erläuterte mir der Arzt.

Vom Nervenwasser hatte ich bereits gehört: Die Flüssigkeit, der *Liquor*, umgab die Nervenstränge im Rückenmarkskanal im Innern der Wirbelsäule. Mit einer speziellen Nadel stach der Mediziner mir zwischen zwei Wirbelknochen hindurch direkt in den Nervenkanal und zog die angegebene Menge Nervenwasser mit einer Kanüle ab.

Dann wurden die Eigenstammzellen injiziert, die meinem Nervensystem wieder auf die Beine helfen sollten.

„Im besten Fall werden die Eigenstammzellen die schadhaften Stellen ein Stück weit reparieren", sagte der Arzt.

S*ILKE*

Nach der Behandlung mit den aufbereiteten Stammzellen wurde Burkhard aus dem Operationssaal in ein Überwachungszimmer geschoben.

„Drei bis vier Stunden darf Ihr Mann sich jetzt nicht aufsetzen", erläuterte mir die Schwester. „Und bitte auch nichts trinken."

Draußen regnete es. Ich konnte die tiefhängenden, grauen Wolken durchs Fenster sehen und überlegte, ob das ein schlechtes Zeichen war.

Ab und zu steckte eine Krankenschwester ihren Kopf herein und erkundigte sich nach dem Zustand meines Mannes. Es schien alles in Ordnung zu sein. Allmählich atmete ich auf. Alles schien gut gegangen zu sein. Gegen 17 Uhr wurden wir nach erfolgreicher Behandlung entlassen.

Im Hotel angekommen, half ich Burkhard ins Bett. Ich war nass vom Regen und wollte unter die Dusche.

Als ich später mit einem um meine Haare gewickelten Handtuchturban in unser kleines Zimmer zurückkehrte, bemerkte ich sofort die ersten Anzeichen von Schmerzen in Burkhards Gesicht.

Verdammt.

„Liegt es vielleicht an der Liegeposition?" Ich drehte ihn auf die Seite und schob ihm das dicke Kopfkissen zwischen die Beine. So lag das obere Bein etwas angehoben auf dem Polster, eine Liegeposition, die den Rücken entlasten sollte, das hatte ich inzwischen mitbekommen. Aber der Schmerz breitete sich unaufhaltsam aus, strahlte von der Punktionsstelle im unteren Rücken aus die Wirbelsäule hinauf in den Nacken, die Arme und die Beine, klagte Burkhard. Hilflos saß ich daneben. Ich hatte keine Ahnung, was ich tun sollte.

Ich versuchte, ihm durch weitere Wechsel der Liegeposition Linderung zu verschaffen, doch der Erfolg blieb aus. Irgendwann konnte Burkhard überhaupt nicht mehr liegen, daher setzte ich ihn in den Rollstuhl.

„Geht es im Sitzen besser?", wollte ich wissen.

Sein Gesichtsausdruck verriet mir die Antwort.

Um Burkhard abzulenken, fuhren wir ins Restaurant hinunter und bestellten uns etwas zu essen.

Tatsächlich meinte Burkhard jetzt, eine Linderung zu spüren. Vielleicht lenkten aber auch bloß die Bewegung und das Essen seine Gedanken von den Beschwerden ab.

In jedem Fall schien mir die lange Heimreise im Auto am nächsten Tag kritisch.

Ich beschloss, die für den nächsten Morgen geplante Abreise zu verschieben.

In der Nacht kehrten die Schmerzen zurück. Es war schrecklich. Burkhards Beine und der gesamte Rücken schmerzten stark. Doch er weigerte sich beharrlich, mich einen Notarzt rufen zu lassen. Ich half ihm stündlich, sich umzudrehen.

Weil das Klo unseres Hotelzimmers zu eng für Burkhards Rollstuhl war, hatte ich ihn vor der Operation immer in den Keller hinuntergebracht. Dort gab es neben dem hauseigenen Schwimmbad eine behindertengerechte Toilette.

In dieser Nacht aber musste er die mitgebrachte Urinflasche für Notfälle benutzen, weil er vor Schmerzen nicht mehr in den Rollstuhl kam.

Für mich mutierte das Zimmer von Minute zu Minute mehr zur Gefängniszelle. Es schien immer enger zu werden, und wegen des Straßenlärms konnte ich nicht einmal das Fenster öffnen.

Als es endlich Morgen wurde, schaffte es Burkhard irgendwie aus dem Bett. Ich war schweißgebadet, als er im Rollstuhl saß. Rasch flohen wir aus der beklemmenden Enge des Zimmers. Bewegung hatte ihn immerhin schon am letzten Abend abgelenkt.

Den ganzen Tag waren wir planlos in der Stadt unterwegs. Wir besuchten einen Flohmarkt, spazierten durch einen Park, brachten den Tag irgendwie hinter uns, ohne ins Hotel zurückzukehren. Wohl auch aus Angst, dass die Schmerzen zurückkehren könnten, sobald wir wieder in unserer Zelle waren.

Tatsächlich hatten wir mit dieser unguten Vorahnung Recht. Als ich Burkhard ins Bett gelegt und ‚Schlag den Raab' eingeschaltet hatte, wurden seine Schmerzen prompt wieder schlimmer. *Verzweifelt raufte ich mir die Haare. Ich hatte keine Ahnung, wie ich meinen Mann am nächsten Tag nach Hause bringen sollte.*

„Mann, ist mir übel", sagte Burkhard plötzlich während der Fahrt.

Ich steuerte den nächsten Rastplatz an und half Burkhard aus dem Wagen. Die frische Luft tat ihm gut. Wir aßen ein Eis – Cornetto Erdbeer –, und wider Erwarten ließ seine Übelkeit tatsächlich nach. Nach einer Stunde konnten wir unseren Weg fortsetzen.

Gegen Nachmittag kamen wir endlich zu Hause an. Nach zwei durchwachten Nächten war ich völlig fertig. Aber wir hatten es geschafft. Irgendwie. Jetzt hieß es abwarten, ob die Stammzellen Wirkung zeigten.

Jörg, der große, kräftige Physiotherapeut, war mittlerweile dreimal pro Woche Gast bei uns zu Hause. Am etwas späteren Vormittag, wenn Burkhards Morgenhygiene beendet war, bewegte der Therapeut eine halbe Stunde seine Arme und Beine. Sie trainierten die Koordination durch Wurfübungen mit einem Ball und übten die Transfers vom Bett in den Rollstuhl. So brauchte ich das nicht zu machen. Denn – auch wenn ich es nicht wahrhaben wollte – es wurde immer schwieriger für mich, meinen Mann allein aus dem Bett zu holen oder ihn vom Rollstuhl aus wieder ins Bett zu heben. Aus eigener Kraft konnte Burkhard mich kaum noch dabei unterstützen, und aufgrund seiner Statur wurden alltägliche Bewegungsabläufe für mich zu harter, körperlicher Arbeit.

Nach dem Waschen, Duschen, Eincremen und Anziehen war ich verschwitzt. Allein war das alles nicht einfach und nahm extrem viel Zeit in Anspruch.

Sogar der Toilettengang musste plötzlich neu organisiert werden. Ich fand es fürchterlich, neben der Toilette zu warten. Also setzte ich Burkhard aufs Klo, legte ihm ein Haustelefon daneben, und er rief mich an.

Mit der Zeit lernten wir, einen Toilettengang gleich mit dem Duschen zu verbinden, um die Arbeitsabläufe zu optimieren.

Ich hatte mir vorher nie Gedanken gemacht, welche Orte per Rollstuhl erreichbar waren und welche nicht. Das galt es nun nachzuholen. Ich lernte, auf die Bordsteinhöhe, Stufen und Schwellen zu achten. Sogar Freunde und Bekannte konnten wir nur noch besuchen, wenn sie im Erdgeschoss lebten und es einen barrierefreien Zugang zum Haus, etwa über eine Terrasse, gab.

An all diese Dinge hatte ich 2008 noch gar nicht gedacht. Doch plötzlich war die Situation da und erforderte viel Nachdenken und Planung. Gar nicht so einfach für jemanden wie mich, die immer die Spontanität geliebt hatte. Damit war es natürlich vorbei. Das geliebte „Mensch-lass-uns-übers-Wochenende-nach-Hamburg-fahren" war auf einmal unmöglich.

Alles musste geplant und überdacht, unzählige Kleinigkeiten eingepackt und Informationen im Vorfeld abgefragt werden, damit Fahrt und Unterkunft mit dem Rollstuhl reibungslos gelangen – naja, oder zumindest mit so wenig Unvorhersehbarkeiten wie möglich.

In unser Gepäck gehörten jetzt zwingend der Rollstuhl, ein Sitzkissen mit Luft und ein Handtuch für Burkhards Rücken, der sich bei längerem Sitzen meldete. In einem Rucksack hatte ich außerdem immer Toilettenpapier, eine Urinflasche, weitere Handtücher und Desinfektionsmittel für Notfälle griffbereit. Und wir benötigten auf einmal deutlich mehr Jacken, Schals und Mützen, weil Burkhard im Rollstuhl sitzend ohne Bewegung schnell fror.

Sogar das Haus zu verlassen, dauerte länger: Hinten half ich Burkhard im Rollstuhl über die Terrasse nach draußen. Ich ging mit dem Gepäck zur Haustür raus, schloss die Tür ab, holte meinen Mann im Garten ab und verstaute alles im Auto. Dann musste ich natürlich noch die Fußstützen vom Rollstuhl abbauen, das Gefährt zusammenklappen, in den Kofferraum wuchten und Burkhard anschnallen.

Noch was vergessen?

Ach ja: Selbst auch noch einsteigen, natürlich.

BURKHARD

Ein paar Tage nach der Rückkehr von der Stammzellenbehandlung hatten die schmerzhaften Nachwirkungen endlich nachgelassen. Ich wollte die erste sommerliche Sonne beim Lesen im Rollstuhl auf der Terrasse genießen. Das war jedenfalls das, woran ich mich erinnerte. Später erzählte mir Silke, dass sie gerade auf die Terrasse kam, um sich zu mir zu setzen, als sie sah, wie mein Kopf plötzlich nach vorn sank. Meiner Frau blieb fast das Herz stehen! Sie holte mich schnell aus der Sonne ins Haus und half mir ins Bett, bevor sie zum Telefon stürzte.

„Mein Mann braucht eine Maskenbeatmung mit Sauerstoff", hörte ich sie weit entfernt meiner Hausärztin erklären. Hatte Silke Recht? Hatte sich meine Atmung durch die Strapazen der Operation weiter verschlechtert?

Noch am gleichen Tag brachten mir Mitarbeiter des örtlichen Sanitätshauses ein Sauerstoffgerät vorbei. Ein Riesending mit sechs Metern Schlauch. Und Lärm machte es wie ein frisiertes Mofa. Wenn das Ungetüm nachts im Schlafzimmer lief, würde keiner von uns ein Auge zutun.

Doch ich merkte schon beim ersten Ausprobieren, dass Silke Recht gehabt hatte: Die Sauerstoffzufuhr tat mir gut. Ich fühlte mich schlagartig besser. Also musste eine Lösung her. Wir installierten den Apparat im Büro neben dem Schlafzimmer. Die sechs Meter Schlauch wurden über den Türen mit Tesafilm befestigt, damit niemand darüber stolperte. Unsere Konstruktion reichte bis ins Schlafzimmer.

Von da an schlief ich jede Nacht mit der Nasenbrille des Sauerstoffkonzentrators.

In den nächsten Wochen spürte ich tatsächlich eine Verbesserung der Atmung. Und ich konnte plötzlich den rechten großen Zeh bewegen!

Das wertete ich nun wirklich als eindeutiges Zeichen, dass die Stammzellen anfingen, ihre Arbeit in meinem Nervensystem zu verrichten. Prinzipiell konnte das etwas bringen! Ich schöpfte Hoffnung.

SILKE

Durch die nächtliche Maskenbeatmung fühlte sich Burkhard besser. Mir hingegen spukten immer wieder die Worte von Doktor S. aus Wiesbaden durch den Kopf.
„Sie sollten sich Gedanken machen, Herr Linke."
Sauerstoff zuführen, operativer Luftröhrenschnitt, Intubation, ... Patientenverfügung.
Die Sauerstoffzufuhr hatten wir jetzt schon. Was würde als Nächstes kommen?
Ich versuchte noch einmal, die Patientenverfügung zur Sprache zu bringen. Doch Burkhard wollte von dem Thema einfach nichts hören.

Kapitel 9: Reise ins Ungewisse

B URKHARD

„Bei 33 % der Behandelten tritt eine Besserung ein, bei weiteren 33 % ein Stillstand. Nur bei einem Drittel der Patienten ist keine Veränderung des Krankheitsverlaufes zu beobachten ..."

Immer wieder kehrte ich auf die Internetseite zurück und las die Versprechungen, mit denen eine chinesische Firma für eine Behandlung mit Stammzellen aus Nabelschnurblut warb.

Klar, es gab auch kritische Stimmen. Vom „Geschäft mit der Hoffnung" war die Rede und von „fehlenden wissenschaftlichen Belegen für die Wirkungsweise".

Mich fesselte der Werbetext jedoch weitaus mehr. Die beschriebene Chancenaufteilung kam mir doch sehr vielversprechend vor.

Doktor Wiesbaden und Prof. Dr. B. in Göttingen, meine Nerven-Spezialisten, beurteilten meine Idee etwas anders.

„Die Auswirkungen einer solchen Behandlung sind noch nicht ausreichend erforscht, Herr Linke!", bemühte sich Doktor Wiesbaden am Telefon, meinen Enthusiasmus zu bremsen. „Es hat gute Gründe, dass eine solche Therapie in Deutschland nicht praktiziert wird", erklärte Prof. Dr. B. mit ernstem Blick über seine Brille.

Allerdings konnte keiner der beiden Mediziner seine Skepsis ausreichend begründen — jedenfalls nicht aus der Sicht des hoffnungsvollen Patienten. Persönlich kannten die beiden Ärzte keinen einzigen Patienten, der diese Therapie bereits ausprobiert hätte. Wie auch? Sie wurde in Deutschland, wie gesagt, nicht durchgeführt.

Gleichzeitig prophezeiten mir die Weißkittel weiterhin eifrig, dass ich in ein paar Monaten sterben würde.

„Trotzdem rate ich Ihnen dringend von den Stammzellen ab, Herr Linke. Das Risiko ist nicht abzuschätzen", so die Ärzte.

Ich hingegen hielt das Risiko für durchaus überschaubar: Mein baldiger Tod war sowieso garantiert. Aber ich wollte leben! Ich musste es einfach tun! Allein, um mir selbst sagen zu können: Ich habe alles probiert.

Ich kontaktierte also die Chinesen. Sie verlangten dreißigtausend Euro als Anzahlung für die Behandlung. Eine Überweisung ohne Sicherheiten. Ein Glücksspiel.

Die Stammzellentherapie würde dann über drei Wochen in Thailand erfolgen. In einer Klinik in Bangkok.

Ich befürchtete, dass uns am Flughafen niemand erwarten würde, wenn wir dort ankämen. Dass wir einem Schwindel aufsitzen würden. Man las ja ständig von dubiosen Internetfirmen mit gefälschten Homepages, die nichtexistente Produkte an Ahnungslose verkauften, deren Geld auf ausländischen Konten verschwand. Trotzdem konnte ich mir die Chance einfach nicht entgehen lassen.

SILKE

Der Kugelschreiber schien mir einfach nicht gehorchen zu wollen. Meine Hand zitterte, mein Magen zog sich zusammen wie eine zerknüllte Plastiktüte.

Ich zögerte. Mit meiner Unterschrift würde ich dreißigtausend Euro ins Nichts überweisen. Ich hatte ein mulmiges Gefühl. Aus Hongkong würden wir das Geld im Leben nicht zurückfordern können, wenn wir wirklich Betrügern aufgesessen waren.

Der jugendliche Anzugträger hinter dem Schalter musterte mich abschätzend. Draußen im Auto wartete mein Mann auf mich. Ich musste mich zusammenreißen. Doch ich konnte mir einfach nicht vorstellen, dass ausgerechnet dieser Wahnwitz reibungslos ablaufen sollte. Irgendwelche Komplikationen gab es einfach immer. Bei unerwarteten Treppenstufen ging es los und bei chinesischen Briefkastenfirmen hörte es auf.

Vierzehn Tage nach Einreichen der Unterlagen hatten wir bereits die positive Antwort aus China bekommen: Vom zweiten bis zum dreißigsten September würden wir in der Klinik in Bangkok aufgenommen werden. Allerdings nur für maximal vier Wochen, länger konnten wir auf keinen Fall in Thailand bleiben, denn das Visum würde ablaufen.

Durch den raschen Termin waren wir ganz schön ins Rotieren geraten: Die Zeit wurde knapp, denn dreißigtausend Euro hat schließlich niemand unter dem Kopfkissen liegen.

Burkhard und ich mussten einen Kredit aufnehmen. Flug, Unterkunft und Verpflegung kamen noch gesondert dazu. Und die Reise wollte gut geplant sein, denn umzusteigen kam für Burkhard ja nicht in Frage.

Und was passierte eigentlich, wenn in zehntausend Metern Höhe jemand merkte, dass mein Mann eigentlich auf einen Sauerstoffkonzentrator angewiesen war und in seiner körperlichen Verfassung gar nicht fliegen durfte?

Aber der Flug war bereits gebucht. Am Geburtstag meiner Mutter war ich im Reisebüro gewesen.

Übrigens auch ein gutes Beispiel für Komplikationen, von denen es in meinem Leben mittlerweile so viele gab, dass ich sie vermissen würde, wenn sie plötzlich fehlen würden.

„Kommen Sie gleich vorbei, dann sichern wir Ihnen die Ermäßigung", köderte mich die Reiseverkehrskauffrau am Telefon. Eigentlich bereiteten Burkhard und ich uns auf die Geburtstagsfeier am Abend vor.

„Sie müssen nur kurz unterschreiben", drängelte die Reiseverkäuferin.

Na schön, das Reisebüro in der Fischpfortenstraße lag um die Ecke. Ich parkte im Halteverbot, mein Mann blieb im Auto sitzen. Es sollte alles ganz schnell gehen.

Tatsächlich bekamen wir den Flug relativ günstig, Frankfurt – Bangkok nonstop. Dass wir den Schnäppchenpreis nicht den Rabatten des Reisebüros verdankten, sondern der Tatsache, dass im September in Thailand Regenzeit ist und kaum jemand dorthin will, erfuhr ich erst später.

Mit der raschen Rückkehr zum Mann im Auto war es allerdings in dem Augenblick aus, als ich mit Kreditkarte bezahlen wollte.

„Kartenzahlung nehmen wir nicht an", informierte mich die Reiseverkäuferin gleichbleibend freundlich.

Es folgte ein Spurt zur Bank. Doch der Geldautomat spuckte nur die Hälfte der Summe aus, die der Flug um die halbe Welt trotz Vergünstigung noch kostete. Ich musste eine zweite Karte benutzen, was wieder Zeit kostete.

Als endlich alles erledigt war und ich zum Auto zurückhetzte, traute ich meinen Augen nicht: Das Auto war verschwunden! Weg! Und Burkhard mit ihm!
Ich erinnerte mich an das Halteverbot.
Hatten übereifrige Ordnungshüter unseren Wagen abgeschleppt, ohne meinen darinsitzenden Mann zu bemerken?
Ich hatte kein Handy mit, konnte nicht anrufen.
Ratlos machte ich mich auf die Suche nach dem Auto.
Schließlich entdeckte ich es tatsächlich – ein paar Meter weiter am Straßenrand.
„Du hast ja im Halteverbot gestanden", grinste Burkhard. „Jemand wollte rausfahren. Weil du nicht wiederkamst, hat der Mann das Auto selbst zur Seite gefahren."
Irgendwie typisch für uns.

Ich bemerkte, dass der Anzugträger hinter dem Bankschalter mich anstarrte. Er wartete immer noch auf meine Unterschrift auf der Dreißigtausend-Euro-Überweisung. Und er wurde allmählich ungeduldig.
Ich seufzte.
Die Zahlung nach Hongkong konnte gar nicht komplikationslos klappen. Trotzdem holte ich tief Luft und unterzeichnete das Formular.
Mit der Überweisung des Geldes packte mich das Reisefieber. Ich überprüfte Reisepässe und Finanzen. Und immer öfter las ich die Unterlagen, die uns die Klinik gesendet hatte. Je öfter ich sie durchlas, umso mehr Punkte entdeckte ich, denen ich vorher offenbar zu wenig Beachtung geschenkt hatte.

„Dem Patienten wird das Essen nicht angereicht", stand da zum Beispiel.

Wer ohne Angehörige reiste, konnte über das Krankenhaus einen ‚Special-Nurse-Service' dazubuchen. Externe Thaifrauen übernahmen dann gegen Bezahlung die pflegerischen Arbeiten. Das Krankenhaus selbst war ausschließlich für die medizinische Versorgung zuständig. „Die Klinik stellt keine Handtücher", war ein weiterer, beunruhigender Satz, der mir beim Studium der Unterlagen ins Auge fiel. Sollte das etwa bedeuten, dass wir Handtücher für vier Wochen mitnehmen mussten? Allein das würde ja schon einen Großteil der erlaubten dreißig Kilo Gepäck ausmachen. Doch ich fand keine andere Interpretation der Worte.

Ich füllte spontan einen ganzen Koffer mit alten Handtüchern, die wir in Thailand zurücklassen konnten. Einige schnippelte ich als Waschlappen klein.

Und was würden wir essen? Mit bekannten Lebensmitteln war kaum zu rechnen. Also packte ich gleich weiter: löslicher Kaffee, Tee, Knäckebrot, Messer und Besteck.

Wenig später stand ich vor vier großen, prall gefüllten und ziemlich schweren Koffern. In diesem Moment wurde mir klar, dass ich auf der Reise nicht nur das gesamte Gepäck, sondern auch meinen Mann im Rollstuhl vollkommen allein ans andere Ende der Welt befördern musste.

Abflugtag.

Am 2. September 2009 ging es von Frankfurt in Richtung Bangkok.

„Erwähnen Sie der Fluggesellschaft und den Flugbegleitern gegenüber auf keinen Fall, an was für einer Erkrankung

Sie leiden", schärfte unsere Hausärztin meinem Mann und mir noch ein. "*Sonst lassen sie Sie womöglich nicht mitfliegen. Die eingeschränkte Atmung könnte in Kombination mit der Höhenluft Probleme verursachen.*"

In gewohnt bestimmendem Ton wandte sich die zierliche, blonde Person an mich: "Und Sie müssen ihn im Flugzeug unbedingt wach halten. Er darf auf keinen Fall einschlafen!"

Mein Bruder traf um 14 Uhr in unserer Wohnung ein. Er hatte sich extra freigenommen, um Burkhard und mich zum Flughafen nach Frankfurt fahren zu können.

Meine Familie hatte inzwischen realisiert, dass mein Mann ernsthaft krank war und womöglich nie wieder gesund werden würde.

Im Gegensatz zu Burkhards Familie. Die sträubte sich aus ungeklärten Gründen immer noch vehement dagegen, einzusehen, dass gewisse Erkrankungen jemanden innerhalb von Monaten in einen Rollstuhl zwingen können. "Wenn er wieder ...", pflegte meine Schwiegermutter zu sagen.

Weil ich das Kofferproblem gerade noch rechtzeitig erkannt hatte, hatte ich mir Unterstützung besorgt. Kurzerhand hatte ich einen Bekannten gefragt, ob er uns nach Thailand begleiten und mich beim Transport der Koffer und Burkhards Pflege unterstützen würde. Er war zu der Zeit gerade arbeitslos und obwohl wir bis dahin nur lockeren Kontakt gepflegt hatten, hatte er spontan zugesagt. Seinen Reisepass hatte er im letzten Moment noch erhalten.

"Die letzte Septemberwoche hab' ich mir auch frei geschaufelt." Mein Bruder riss mich aus meinen Gedanken. Er wuchtete das Gepäck in den Kofferraum seines weißen Kombis.

"Falls irgendwas schiefgeht ...", fügte er nach kurzem Zögern hinzu.

Ich erstarrte, als ich begriff, was er meinte: Sollte Burkhard etwas zustoßen, würde mein Bruder nach Thailand kommen, um mich zu unterstützen.

Ich schluckte trocken.

Es gab mir etwas Sicherheit zu wissen, dass mein Bruder und meine Schwägerin mich im Notfall unterstützen und nach Bangkok kommen würden. Mir war klar, dass so etwas nicht selbstverständlich war. Es half mir sehr und ich war und bin ihnen bis heute sehr dankbar dafür.

BURKHARD

Mit einem Rollstuhl in einen Jumbo einzuchecken, funktioniert besser, als man denkt.

Ich kam als Allererster in die Maschine; der Bauch des gewaltigen Flugzeugs war noch leer. Zehn Plätze zählte ich in jeder Reihe, und zwei Gänge. Graue Polster, weiße Klapptischchen an den Rückenlehnen, in die Kopfstützen eingelassene Bildschirme.

An der Flugzeugtür setzten mich zwei Mitarbeiter der Fluggesellschaft vom Rollstuhl auf eine kleine, vierrädrige Bank auf Rollen, mit deren Hilfe sie mich durch den schmalen Gang zu meinem Sitz schoben. Der Rollstuhl wäre einfach zu breit gewesen.

Ich hatte mir einen Platz in einem mittleren Viererblock ausgesucht. Meine Sitznachbarn konnten ihre Sitzplätze vom zweiten Gang aus erreichen und niemand musste über mich hinüberklettern, wenn er aufstehen wollte. Die beiden Helfer der Fluggesellschaft setzten mich auf meinen Sitz. Dazu war eine gewisse Kraftanstrengung nötig, weil sich die Armlehnen nicht hochklappen ließen, und die Männer mich darüber hinwegheben mussten.

Der Rollstuhl wurde in den Frachtraum gebracht. Erst danach begann das Boarding für die übrigen Passagiere. Stimmen wurden laut; der Raum füllte sich.

Unser Abenteuer begann mit einem Direktflug von Frankfurt nach Bangkok. Flugzeit: zwölf Stunden.

Für mich hieß das, dass ich meinen Sitzplatz in den kommenden zwölf Stunden nicht würde verlassen können. Das bedeutete: Wenig trinken!

Mir blieb nichts anderes übrig, als durchzuhalten.

Und ich stellte fest: Wenn man nicht gerade drei Zentner wiegt, ist das Fliegen auch für Rollstuhlfahrer durchaus möglich.

S*ILKE*

Ich schluckte eine Koffeintablette. Vorsichtshalber. Ich war bereits seit sieben Uhr morgens wach, und jetzt lagen zwölf Stunden Flug vor uns.

Ein Blick zur Seite sagte mir, dass Burkhard wie immer locker blieb. Naja, er zeigte sowieso selten, wie es in ihm aussah. In Gedanken ging ich zum hundertsten Mal meine Checkliste durch. Obwohl ich wusste, dass es jetzt ohnehin zu spät war, um noch irgendetwas zu ändern. Einigermaßen beruhigt stellte ich fest, dass mir tatsächlich nichts einfiel, was ich vergessen haben könnte: Sogar die Jogginghosen, zu denen uns die Ärztin für den Flug geraten hatte, um die Beindurchblutung nicht zu behindern, hatten wir artig angezogen.

Mein Kopf brummte.

Nach Mitternacht kehrte Stille im Flieger ein. Die meisten Passagiere schliefen; nur die Maschinen dröhnten gleichbleibend laut. Burkhard und ich unterhielten uns flüsternd, um wach zu bleiben, während unser Begleiter trotz Koffeintablette bereits seit geraumer Zeit lautstark schnarchte.

Weil Burkhard seine Beine nicht wie ich hin und wieder ausstrecken konnte, bewegte und massierte ich sie, um die Durchblutung in Gang zu halten.

Gegen fünf Uhr morgens deutscher Zeit begann ich einzunicken. Zu dem Zeitpunkt erwachten die ersten Passagiere bereits wieder. Fensterklappen wurden hochgezogen, und Sonne durchflutete das Flugzeug. In drei Stunden würden wir landen.

Die Anstrengung der durchwachten Nacht machte sich unvermittelt bemerkbar. Ich bekam Schweißausbrüche und Magenkrämpfe. Dann tauchte die Stewardess mit dem Frühstück auf. Es gab Bratwürstchen. Von dem Geruch wurde mir übel. Meinem Mann entging meine ungesunde Gesichtsfarbe nicht. Er reichte mir die Brechtüten herüber. Im gleichen Moment senkte sich die Maschine zum Landeanflug.

Kapitel 10: Bangkok

Burkhard

Zwei winzige, magere Asiaten wollten mir aus dem Flugzeug helfen. Das Vorhaben war von Vornherein zum Scheitern verurteilt. Unser Begleiter musste mit anpacken. Die schwüle Wärme Bangkoks traf uns mit Wucht, als wir das klimatisierte Flughafengebäude verließen. Trotzdem atmete ich erleichtert auf, als ich meinen Namen auf einem großen Pappschild entdeckte. Ein Mitarbeiter des Krankenhauses schwenkte es über seinem Kopf hin und her.

Wir waren keinen Betrügern aufgesessen! Ein Dreißigtausend-Euro-Felsen fiel mir vom Herzen. Auch Silke schien erleichtert. Beim Anblick des Pappschildes erholte sie sich sichtlich von den Strapazen des Fluges.

Die Klinik hatte für alles gesorgt: Meine Frau, unser Begleiter, das Gepäck und ich samt Rollstuhl wurden in Windeseile in einen Kleintransporter verladen. Und schon ging es mitten hinein, in den Bangkoker Verkehr.

Das Aufkommen an Fahrzeugen am späten Vormittag war enorm; dröhnende und hupende Blechschlangen wälzten sich über den heißen Asphalt. Wir bewegten uns über sechzehnspurige Stadtautobahnen, die auf zwei Ebenen gebaut waren. Wenn wir nicht gerade im Stau standen.

In Bangkok leben circa zwölf Millionen Menschen. Für Weserberglandverhältnisse eine gigantische Großstadt. Und die meisten Menschen waren motorisiert unterwegs. Der allgegenwärtige Lärm der Autos und Mofas sollte uns die nächsten vier Wochen begleiten.

Ich war vorher noch nie in Bangkok gewesen. Thailand verband ich eher mit Badeurlaub an traumhaften Stränden und blauen Lagunen. Bangkok selbst schien auf den ersten Blick nicht besonders für Touristik geeignet. Ohne Not hätte ich diese Stadt nie kennengelernt, erkannte ich.

Eine Stunde lang wühlten wir uns durch den Verkehr. Dann erreichten wir das Hospital. Das riesige Gebäude hatte dreißig Stockwerke. In Bangkok schien alles ein bisschen größer zu sein.

Der Krankenhausbus hielt vor dem Haupteingang. Mir fiel als erstes eine Asiatin auf, die auf dem Asphalt vor einer mit Blumen überhäuften Gebetsstätte kniete. Der Klinikeingang aus Glas und Marmor wirkte beeindruckend, aber irgendwie fehl am Platz zwischen Straßen, Verkehrslärm und einem schmutzigen, stinkenden Fluss, in dem tatsächlich Thais badeten.

Ich registrierte die beiden uniformierten Männer rechts und links neben dem Eingang. Anscheinend durfte nicht jeder das Gebäude betreten. Von außen machte die Klinik einen sehr guten Eindruck: gepflegt und in Stand gehalten.

Als wir in das blank polierte Foyer mit Cafeteria kamen, verstärkte sich das spontane, positive Gefühl.

Einige arabisch aussehende Menschen fielen mir auf. Ich schien in einem Hospital für Leute mit Geld gelandet zu sein. Die riesige Polyklinik behandelte Menschen aus aller Welt und bot jede Art medizinischer Dienstleistung an, unter anderem Herz- und Knochen-Operationen und Zahnbehandlungen.

Die Empfangsdame verwies uns an die Station ‚Perfect Woman' – für Stammzellenbehandlung und Schönheits-Operationen.

S*ILKE*

Das ging gar nicht! Auf keinen Fall!
„*No!*"
„*No?*" Die thailändische Krankenschwester im rosa Kostümchen blinzelte mich mit verwunderten Mandelaugen an.
Im Gegensatz zur protzigen Empfangshalle versprühte die Station ‚Perfect Women' schon ein wenig mehr vom bekannten, sterilen Krankenhauscharme. Dass die Pflegerinnen zu ihrem lackschwarzen Haar wahlweise rosafarbene oder hellblaue Uniformen trugen, die mit Schwesternhaube, Minirock und Pumps eher an Karnevalskostümchen erinnerten, irritierte mich jedoch ein wenig.
Nachdem die rosafarbene Schwester uns auf Englisch begrüßt hatte, hatte sie uns liebenswert lächelnd in ein wirklich sehr, sehr enges Dreibettzimmer geführt. Gegen zu enge Zimmer hatte ich spätestens seit unserem ersten Stammzellenversuch in Köln eine Allergie entwickelt. Das hier ging gar nicht!
Ich war seit über vierundzwanzig Stunden wach, hatte mich übergeben, noch bevor ich das erste thailändische Essen überhaupt probiert hatte und wäre um ein Haar ein Opfer des Verkehrschaos' geworden. Doch eins war mir sogar in diesem Zustand noch klar: Einen vierwöchigen Dreibett-

zimmeraufenthalt mit unserem eher flüchtig bekannten Begleiter würde es nicht geben.

„No!", wiederholte ich, machte auf dem Absatz kehrt und verließ das Zimmer gleich wieder.

Tatsächlich führte uns die Krankenschwester liebenswert weiterlächelnd in ein anderes Zimmer.

Es war deutlich größer. Es gab einen Fernseher, PVC, ein Krankenbett, gelbe Wände, und – eine Verbindungstür zum Zimmer unseres Begleiters.

Mein nächster Blick galt dem Bad. Es war winzig; in die Dusche musste man über eine Kante steigen. Die Kabine war sehr beengt und verwinkelt. Im Klartext: Nicht barrierefrei. Mist!

Das behindertengerechte Bad, das uns die Unterlagen versprochen hatten, fehlte. Mir war sofort bewusst, was das bedeutete. Mittlerweile hatte ich die Folgen ungenügender Barrierefreiheit oft genug zu spüren bekommen, um keinen unangebrachten Optimismus zu verbreiten. Die Mehrarbeit, die in den nächsten vier Wochen auf mich zukam, war unübersehbar. Duschen und Toilettengänge würden zum Problem werden.

Doch in diesem Moment war das Badezimmer tatsächlich zweitrangig. Ein weitaus dringlicheres Problem sprang mir ins Auge: Weder für mich noch für unseren Begleiter gab es ein Bett. Und dass wir nach über vierundzwanzig Stunden auf den Beinen schnellstmöglich Betten brauchten, war den lächelnden, thailändischen Krankenschwestern gar nicht so leicht begreiflich zu machen.

Eine Dusche und zwei Tassen des mitgebrachten, wasserlöslichen Aufbrühkaffees später kam die Müdigkeit. Burkhard hatte ich mit letzter Kraft im Rollstuhl frisch gemacht, eingecremt und ihn dann in das noch immer einzige Bett im Zimmer gelegt. Jetzt hatte ich das Gefühl, mich nicht eine Minute länger auf den Beinen halten zu können.

Ich trat ans Fenster. Es war abgeschlossen, doch der Schlüssel steckte. Ich öffnete die gläsernen Flügel und atmete die heiße Bangkoker Luft ein, wobei mir die Abgase und der Verkehrslärm der Straße entgegenströmten. Meine Augenlider schienen sich in Blei zu verwandeln.

In Ermangelung einer zweiten Sitzgelegenheit ließ ich mich in den leeren Rollstuhl fallen und schaltete den Fernseher ein. Dabei stieß ich auf den allerersten Fehler in meiner Reiseplanung: Es lief Rambo. Auf Thai. Ich schaltete weiter, drei, vier Mal. Es dauerte ein paar Sekunden, bis ich begriff: Es gab nur Thaifernsehen! Unverständlich schnatternde Comicfiguren und Horrorfilme, in denen sich monströse Insekten bekämpften. Und wir hatten nicht eine einzige DVD im Koffer. Ich schaltete die Flimmerkiste wieder aus. Fernsehen konnten wir in den nächsten Wochen vergessen. In dem Augenblick rollte die rosafarbene Schwester endlich ein dreiteiliges Klappbett herein. Wenigstens konnte ich mich jetzt hinlegen und schlafen.

BURKHARD

Die Aussicht war fantastisch. Neunzehnter Stock. Naja, genaugenommen war es der achtzehnte Stock, denn die Thais ließen aus Glaubensgründen in Fahrstühlen die dreizehnte Etage einfach weg. Auf jeden Fall konnte ich vom Zimmerfenster aus ganz Bangkok überblicken.

Ich hatte ein Einzelzimmer bekommen – mit Fernseher. Ein eigener Waschraum mit Dusche, Toilette und Waschbecken gehörten ebenfalls dazu. Hätte nicht auch das Patientenbett darin gestanden, hätte es sich auch um ein Hotelzimmer handeln können. Tatsächlich war ich in deutschen Hotels schon schlechter untergebracht gewesen.

Silke bekam ein separates Bett in meinem Zimmer. Unser Begleiter bezog einen angrenzenden Raum, der durch eine Schiebetür erreichbar war. Allerdings musste diese Tür gut verschlossen werden, denn wir hatten ja bereits im Flugzeug festgestellt, wie laut unser Begleiter schnarchte.

Am späten Nachmittag stellten sich meine behandelnden Ärzte vor. Es waren zwei Thais: klein, dünn, mit grauschwarzem Haar und mildem Lächeln. Beide Männer waren promovierte Mediziner in meinem Alter. Sie machten einen sympathischen Eindruck und sprachen fließend Englisch. Die Verständigung klappte ohne Schwierigkeiten – alle vorherigen Bedenken schienen sich zu zerstreuen. Ich fühlte mich gut aufgehoben und war voller Hoffnung.

Die Aufnahmeuntersuchung beschränkte sich, dank der Unmengen an Unterlagen, die ich von meinen vorherigen Untersuchungen eingereicht hatte, auf Blutdruckmessung und Blutuntersuchung.

„Wir werden Ihnen etwa hundert Millionen fremde, embryonale Stammzellen aus Nabelschnurblutspenden zuführen", erklärten mir die Ärzte. „Das passiert auf zwei verschiedene Arten: Intravenös und direkt ins Nervenwasser des Rückenmarkkanals."

Ich kannte die Einspritzung in den Nervenkanal bereits ungefähr durch die Therapie mit Eigenstammzellen in Köln.

„Morgen fangen wir an."

Die beiden Ärzte lächelten so hoffnungsvoll, als könnte ich in vier Wochen meinen Rollstuhl selbst aus der Klinik hinausschieben.

S*ILKE*

Ich löschte das Licht.
Bsssss.
Eine Mücke. Na toll!
Ich lauerte darauf, dass sich der ungebetene Mitbewohner irgendwo niederließ. Tatsächlich verstummte das Summen. Ich wartete auf den Stich, aber der kam nicht.
Dafür hörte ich jetzt ein tiefes Brummen. Die Klimaanlage.
Das Ding schien von Minute zu Minute lauter zu werden. Seufzend knipste ich das Licht wieder an, rappelte mich auf und schaltete die Klimaanlage aus.
Vermutlich würde es jetzt stickig werden. Ich trat ans Fenster, öffnete es. Der Verkehrslärm der nahen Mega-Autobahn wurde laut.
Davon wachte Burkhard auf. Er musste mal. Aufgrund der Enge des Badezimmers würde er die nächsten Wochen die mitgebrachte Urinflasche benutzen müssen.
Endlich lag ich wieder im Bett.

Der Verkehr rauschte gleichbleibend laut. Eine große Verbesserung zur Klimaanlage stellte das offene Fenster nicht dar. Außerdem benutzten gackernde Krankenschwestern irgendwo in unmittelbarer Nähe einen ratternden Drucker. Und nebenan schnarchte unser Begleiter; die Schiebetür dämpfte das Geräusch nicht wesentlich.

Ich dachte daran, dass wir keinen Schlüssel für unser Zimmer bekommen hatten – wir waren schließlich in einem Krankenhaus. Dass wir weder Bücher noch Zeitungen lesen, nicht einmal die Speisekarte in der Cafeteria entziffern konnten, dass ich unseren Begleiter nicht wie geplant auch mal eine Weile mit Burkhard allein lassen konnte sowie das nicht-behindertengerechte Badezimmer durchkreuzten all meine sorgfältig durchdachten Pläne. Wir mussten hier tatsächlich alles selbst machen. Unser in der Pflege ungeübter Begleiter wäre allein hoffnungslos überfordert gewesen.

Um sechs Uhr morgens schlief ich endlich wieder ein.

Doch schon um sieben weckte uns eine freundlich lächelnde Krankenschwester mit hellblauem Häubchen und lackschwarzem Haar.

BURKHARD

Die ersten fremden Stammzellen wurden mir intravenös in einer fünfundvierzigminütigen Behandlung durch eine Infusion in der Armbeuge übertragen. Der technische Standard der Klinik war hochmodern, die Mediziner sehr professionell.

Nebenwirkungen traten keine auf, so dass zwei Tage später die nächste Behandlung folgen sollte.

SILKE

Ameisen.

Viele Ameisen.

Eine ganze Armee von Krabbeltieren war eifrig damit beschäftigt, den Inhalt des Koffers, in dem unsere mitgebrachten Essensvorräte lagerten, abzutransportieren. Über Nacht hatten sie eine Straße vom Fenster quer durch unser Zimmer angelegt, auf der nun stramm marschiert wurde.

Staunend verfolgte ich die Insektenspur vom Koffer, über den Fußboden aus graumarmoriertem Kunststoff, an der Wand hoch, bis auf die Fensterbank – und starrte in zwei glänzend schwarze Reptilienaugen.

Eine fingerlange, in verschiedenen Grüntönen schillernde Echse glotzte mich an. Dann klappte sie blitzartig ihre Zunge aus und verspeiste ein paar der vorbeiexerzierenden Ameisen.

Ein Gecko vermutlich. Offenbar wurden Schädlinge hier auf ökologisch unbedenkliche Art bekämpft.

Trotzdem machte ich mich unverzüglich daran, die Koffer auszuräumen und das aus Deutschland mitgebrachte Desinfektionsmittel zu benutzen.

Allerdings passte der Inhalt unserer vier Koffer unmöglich in den einzigen Schrank im Zimmer. So gut es ging, brachte ich die wichtigsten Sachen unter. Die restlichen ließ ich im Koffer und verschloss ihn sorgfältig.

Als nächstes teilte ich die Handtücher ein: Eins fürs Gesicht, eins für die Haare, eins für den Körper, eins für die Füße. Am nächsten Tag wurde aus dem Gesichtshandtuch das Haarhandtuch und so weiter.

Danach machte ich mich auf die Suche nach einer Einkaufsmöglichkeit.

Mit einem Taxi erreichte ich tatsächlich den nächsten Supermarkt. Ein riesiges Einkaufszentrum, in dem ich die einzige Europäerin war. Natürlich waren sämtliche Preisschilder und Verpackungen auf Thai beschriftet. Nicht einmal Englisch half mir hier weiter.

Zu meinem Glück stieß ich nach einigem Suchen auf europäische Markenprodukte, die ich an der Verpackung erkannte. So wusste ich zumindest ungefähr, was ich kaufte.

Auf dem Rückweg entdeckte ich eine Suppenküche neben dem Krankenhaus. Vor einem flachen Bau, der einer umfunktionierten Garage ähnelte, hatten sich einige Krankenhausmitarbeiter versammelt.

Neugierig trat ich näher und stellte fest, dass ich dort Mittag- oder Abendessen für umgerechnet etwa achtzig Cent bekommen konnte. Mit Suppenkellen wurden Reis, Gemüse und Hühnchenstücke aus verschiedenen riesigen Töpfen geschaufelt. Dazu gab es ein Dosenbier mit Namen wie ‚Chang' oder ‚Leo'.

Da Burkhard zusätzlich vom Krankenhaus verköstigt wurde und zwei warme Mahlzeiten pro Tag plus Frühstück und Nachmittagssnack erhielt, teilten wir uns die Portionen. Für unseren Begleiter stellte die Suppenküche eine preiswerte Alternative zur teuren Cafeteria dar.

Bei den ambulanten Imbissverkäufern, die auf ihren Dreirädern und Mopeds durch die Gegend sausten, hatte ich hingegen Bedenken. Auf ihren winzigen, vom Fett verkrusteten Gaskochern brutzelten Würstchen und andere Snacks. Burkhard probierte auch diese unbeeindruckt.

Magenbeschwerden bekamen weder er noch ich, entgegen aller pessimistischen Warnungen, an denen Freunde und Bekannte im Vorfeld unserer Reise nicht gespart hatten.

Nur bei der Frage „A little bit spicy?" wurde ich nach meinem ersten Suppenküchenbesuch vorsichtig.

Nachdem ich unser Zimmer einigermaßen wohnlich gemacht und für Nahrung gesorgt hatte, erkundete ich das Krankenhaus genauer.

Auf der siebten Etage des Klinikgebäudes entdeckte ich eine herrliche Sonnenterrasse mit unzähligen Liegestühlen, Tischen und sogar ganzen Bäumen in Blumenkübeln. Wow, da kamen ja beinahe ein paar Urlaubsgefühle auf!

In den folgenden Wochen holte ich auf der Dachterrasse auf einer Sonnenliege den in den Nächten verpassten Schlaf nach. Vormittags spielte das Wetter meistens mit.

Auf dem Rücken in der Sonne liegend sah ich dann fasziniert an den über mir aufragenden Stockwerken der Klinik hinauf.

Die von der Sonne aufgeheizte Fassade bewegte sich. Bei diesem Phänomen handelte es sich keineswegs um ein von der Hitze verursachtes Flimmern der Luft. An den Wänden des Gebäudes klebten tausende der kleinen Geckos, mit denen ich bereits auf unserem Zimmer Bekanntschaft geschlossen hatte. Die grün und rot schillernden Echsen genossen genau wie ich das Bad in der Sonne.

Mittags allerdings wurde es regelmäßig feuchtschwül; man konnte die Uhr danach stellen. Wir waren in der Regenzeit angereist. Die Luftfeuchte war extrem. In den Häu-

serschluchten der Stadt entstand sogar Nebel. Bei über dreißig Grad gingen fast jeden Abend Wolkengüsse, teilweise von heftigen Gewittern begleitet, auf die dampfende Stadt nieder.

BURKHARD

Da ich mit dem Rollstuhl noch immer recht mobil war, brauchte ich mich nur zu den Behandlungszeiten im Zimmer aufzuhalten. Ansonsten stand mir der Tag zur freien Verfügung. Silke und ich konnten das Krankenhaus verlassen und mit dem Taxi Bangkok erkunden.

Das war natürlich nicht ganz einfach, doch von Schwierigkeiten ließen wir uns mittlerweile nicht mehr so leicht bremsen. Unser Fahrtziel ließen wir uns von Krankenschwestern, die Englisch sprachen, in Thaischrift aufschreiben. Diese Zettel zeigten wir den Taxifahrern. Für Rückfahrten aus dem Stadtzentrum zur Klinik hatten wir eine Visitenkarte des Krankenhauses dabei.

Als allererstes fiel mir der unangenehme Geruch der Stadt auf. Überall roch es nach Abgasen, Essen und Toilette. Die ständige, schwüle Hitze schien den Gestank noch zu verstärken. Viele der Thailänder liefen mit Mundschutz herum, was für sie vollkommen normal zu sein schien.

Als nächstes bemerkte ich zwangsläufig, dass Bangkok-City alles andere als barrierefrei war. Es kam vor, dass auf dem Gehweg plötzlich die Platten fehlten, dann musste ich mit meinem Rollstuhl auf die vielbefahrene Straße ausweichen, wo der Verkehr ungebremst vorbeiraste.

Die Bordsteine in Bangkok waren für einen Rollstuhlfahrer ohne fremde Hilfe unüberwindlich. Vermutlich wegen des wiederkehrenden, plötzlichen Platzregens. In Sekundenschnelle konnten bis zu zwanzig Zentimeter Wasser auf den Straßen stehen. Dann mussten wir warten, bis es abgelaufen war.

Doch die meisten meiner Probleme lösten sich ganz unerwartet von selbst: Für die Einheimischen war Hilfsbereitschaft selbstverständlich. Immer wieder trugen mich wildfremde Menschen über Hindernisse und Treppen, die mir den Weg blockierten.

Auf diese Art erreichten wir sogar den Königspalast. Morgens um zehn drängten bereits Massen an Menschen hinein. Hier glänzte alles! Unzählige Statuen waren mit prunkvollem Blattgold verziert. Schnatternde Menschen legten Blumen nieder, und der Duft von Räucherstäbchen zog durch die Gänge. Und überall lächelte Buddha milde auf uns herab.

Außerdem besuchten wir das Hard Rock-Café und den Siam-Tower und shoppten im Siam-Center.

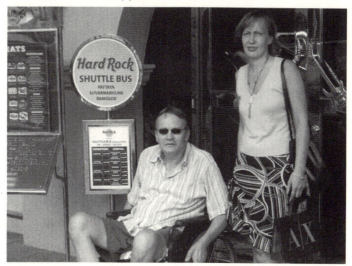

Das klimatisierte Einkaufszentrum war gigantisch. Eine supermoderne Glitzerwelt, in der die Shops von Dior, Gucci und Chanel mit blinkenden Schaufenstern um die Aufmerksamkeit der Kunden wetteiferten. Der überdimensionale Konsumtempel bildete einen kaum begreifbaren Kontrast zu den Baracken der ärmeren Bewohner der Stadt. Auch diese blieben Silke und mir auf unseren Entdeckungstouren durch die Metropole nicht verborgen. Tausende lebten hier in zusammengeflickten Zelten, in denen, oft als einzige Möbel, Kühlschränke standen.

Wir bekamen auf unseren Ausflügen Eindrücke von den unterschiedlichsten Seiten Bangkoks, und mein Rollstuhl behinderte mich erstaunlicherweise nur sehr selten. Die einzigen Orte, an denen ich an meine Grenzen stieß, waren die Märkte und Basare. Vor allem auf dem riesengroßen, bunten Bangkoker Weekendmarkt, dem größten Flohmarkt Asiens, stieß ich mit meinem Rollstuhl auf unüberwindbare Hürden. Die Wege zwischen den Marktständen, an denen von hundertjährigen Eiern bis zu frittierten Heuschrecken alles angeboten wurde, waren zu eng. In dem Gewühl gab es für mich einfach kein Durchkommen.

Wenn wir von unseren Touren zurückkamen, hatte uns der Krankenhausalltag wieder.

Nachdem die Infusionen keine Schmerzen oder andere Probleme verursacht hatten, wurde es ernst: Ende der ersten Woche war die erste intrathekale Stammzelleneinspritzung angesetzt worden. Das Procedere kannte ich bereits von der ersten Stammzellentherapie in Köln. Ich hoffte inständig, dass die Nachwirkungen dieses Mal nicht derart schmerzhaft werden würden.

Zwanzig Minuten später ging es bereits liegend in mein Patientenzimmer zurück. Nach der Behandlung sollte ich mehrere Stunden flach liegen, um Nebenwirkungen wie Kopfschmerz und Übelkeit zu vermeiden. Es klappte.

Neben der unerwartet komplikationslosen Behandlung baute mich auch das Beispiel eines jungen Mannes aus dem Oman auf, der seit einem Unfall querschnittsgelähmt war. Wir beide trafen uns jeden Morgen zur selben Zeit in der physiotherapeutischen Abteilung des Klinikums.

Ich konnte beobachten, wie dieser junge Mann nach einigen Wochen konsequenten Trainings tatsächlich an Krücken kleine Schritte machen konnte.

Meine Behandlungen wurden im Fünf-Tage-Rhythmus durchgeführt.

Zum Zeitpunkt unserer Reise hatten die winzigen Muskelzuckungen, die ich seit Jahren in den Oberschenkeln registriert hatte, auch auf meine Schulter- und Oberarmmuskulatur übergegriffen. Sie traten mittlerweile im Sekundentakt wechselnd auf: rechte Schulter — linke Schulter — rechter Oberarm — linker Oberarm. Mit bloßem Auge waren sie deutlich erkennbar.

Nach der zweiten Stammzellengabe waren die unkontrollierbaren Zuckungen plötzlich komplett verschwunden! Ich konnte es kaum glauben und vergewisserte mich tagelang, ob ich mich nicht irrte. Doch das Zucken tauchte nicht wieder auf. Die Therapie schien anzuschlagen! Das ließ eine zarte Euphorie bei mir aufkommen.

S<small>ILKE</small>

So ein richtiges, knuspriges Brot mit Butter und Mettwurst ... Den gesamten Rückflug lang hielt Burkhard und mich die Vorfreude darauf wach.

Seit der letzten Behandlung waren fünf Tage vergangen. Burkhard hatte die Zeit zur Erholung genutzt und intensiv an der Krankengymnastik teilgenommen. Nachwirkungen gab es diesmal keine.

Zwar konnte er seinen Rollstuhl nach wie vor nicht selbst aus dem Flugzeug schieben, aber mit einer Wunderheilung war wahrscheinlich auch nicht ernsthaft zu rechnen gewesen.

Als das Flugzeug auf dem Rollfeld aufsetzte, hatte ich das Gefühl, mir würde ein zentnerschwerer Rucksack vom Rücken gehoben. Die ganze Anspannung der vergangenen vier Wochen fiel von mir ab. Ich konnte die Tränen nicht zurückhalten. Mein Mann war wohlbehalten wieder mit mir in Deutschland angekommen.

Kapitel 11: Der errechnete Tod

BURKHARD

Wir hatten Deutschland im Sommer Richtung Thailand verlassen und kehrten im Herbst zurück.

Das rasche Verschwinden der Muskelzuckungen und die neue Beweglichkeit meines großen Zehs ließen mich hoffen, dass die Stammzellen in mir tatsächlich zu arbeiten begannen.

Etwa zweimal pro Woche fuhren Silke und ich nun in die Innenstadt. Wenn wir mit dem Rollstuhl unterwegs waren, war mir ziemlich egal, ob wir auf Bekannte trafen. Es störte mich nicht, im Rollstuhl gesehen zu werden, was nicht so selbstverständlich war, wie es klingt.

Die Veränderungen im Verhalten anderer Menschen registrierte ich nämlich sehr wohl: längere Blicke, von oben auf mich hinunter.

„Wenn jemand damit Probleme hat, muss er damit fertigwerden, nicht ich", sagte ich mir.

Allerdings beschlich mich von dem Moment an, in dem ich im Rollstuhl saß, das unbestimmte Gefühl, nicht mehr als vollwertige Person wahrgenommen zu werden. Das passierte noch mehr auf geistiger Ebene als auf körperlicher. Zunehmend nahmen mir Leute Entscheidungen ab, die ich selbst hätte treffen wollen und können. Das Gefühl, bevormundet zu werden, stellte sich ein. Menschen meinten plötzlich zu wissen, was gut für mich war.

Dabei war ich ja nach wie vor klaren Verstandes. Ich wage sogar zu behaupten, mein Verstand war klarer als der vieler anderer Menschen. Es schien sich um ein Problem der Augenhöhe zu handeln, das die Leute veranlasste, mich wie ein Kind zu behandeln.

Ein Effekt, den ich besonders stark spürte, weil ich es aufgrund meiner hundertzweiundneunzig Zentimeter Körperlänge gewohnt war, dass der größte Teil meiner Mitmenschen mein Leben lang zu mir hatte aufsehen müssen.

Im Nachhinein glaubte ich, dass körperliche Größe automatisch einen gewissen Respekt verlieh. Dieser Respekt war mir mit dem Rollstuhl schlagartig abhanden gekommen, was ich allerdings erst realisierte, als er mir fehlte. Im Gegensatz zu dem Rollstuhl an sich, störte mich diese veränderte Wahrnehmung meiner Person sehr. Ansonsten war ich glücklicherweise ziemlich schmerzfrei gegenüber den Reaktionen anderer Menschen. Ich war schon gewohnt, meine Ziele unabhängig von den Reaktionen der Umwelt zu verfolgen.

„Was schert's die Eiche, wenn sich die Wildsau dran schubbert?", wurde jetzt im Rollstuhl mein Motto.

Allerdings konnte ich mir gut vorstellen, dass Menschen mit weniger ausgeprägtem Selbstbewusstsein auf manchen Ausflug im Rollstuhl verzichteten, um nicht unnötig Blicke auf sich zu ziehen.

Glücklicherweise hat Silke meine Unternehmungen immer unterstützt. Auch sie hatte keinerlei Problem mit dem Rollstuhl oder Scheu vor den Reaktionen darauf. Im Gegenteil, sie hat mich immer motiviert, Ausflüge zu unternehmen und hat kräftig mit angepackt, um mich samt Rollstuhl im Auto zu verstauen.

Eine solche Unterstützung kann Menschen im Rollstuhl viel Selbstvertrauen und Bewegungsfreiheit schenken.

Nach der Rückkehr aus Bangkok bemerkte ich nach und nach kleine Verbesserungen meiner allgemeinen Kraft, wohl auch durch die wochenlange, intensive Krankengymnastik in Thailand bedingt. Jeden Vormittag hatte ich mehrere Stunden in der Physiotherapieabteilung der Klinik trainiert. Jetzt konnte ich den rechten Fuß plötzlich wieder leicht bewegen und meinte, auch eine Verbesserung meiner Atmung zu spüren.

Tatsächlich hatte ich mir aber, ehrlich gesagt, mehr von der Behandlung erhofft. Insgeheim träumt wohl jeder vom maximal möglichen Erfolg.

Insbesondere durch das Verschwinden der Muskelzuckungen, glaubte ich fest daran, dass zumindest eine Stagnation im Fortschreiten der Erkrankung eintreten könnte, was ja schon als ein großer Erfolg hätte gewertet werden können.

Und mein Creatin-Kinase-Wert, ein Wert, der als CK-Wert abgekürzt bei Blutuntersuchungen ermittelt wird, gab plötzlich ebenfalls leisen Anlass zur Hoffnung.

Der CK-Wert gibt Aufschluss über Herz- oder Skelettmuskelschädigungen im Körper. Er konnte also unter Umständen einen Hinweis auf einen Herzinfarkt geben. In meinem Fall deutete ein erhöhter CK-Wert im Blut allerdings ziemlich sicher auf einen vermehrten Abbau von geschädigtem Skelettmuskelgewebe im Körper hin.

Vor der Stammzellentherapie war dieser Wert erhöht gewesen, ein Anzeichen dafür, dass meine Muskeln schwanden.

Nach meiner Rückkehr ergaben neue Messungen, dass mein CK-Wert sich wieder im Normalbereich befand. Ein gutes Zeichen!

Um sicher einschätzen zu können, ob wirklich die erhoffte Stagnation eingetreten war, brauchte ich jedoch einmal mehr vor allem eines: Geduld.

Die Thaiärzte hatten mir mitgeteilt, dass die Stammzellen ungefähr ein halbes Jahr benötigen würden, um ihre volle Wirkung zu entfalten. Danach wäre nicht mehr mit Verbesserungen zu rechnen. Wie lange eine Stagnation, wenn sie denn einträte, anhalten würde, konnten die Ärzte nur vage schätzen. Sie hofften auf ein paar Jahre.

Mir blieb nichts anderes übrig, als abzuwarten und ebenfalls zu hoffen.

SILKE

Im Herbst wurde Burkhard schwächer.

Ich war mir ziemlich sicher, auch wenn er selbst noch immer auf die Wirkung der Stammzellen hoffte und sich die Entwicklung in die andere Richtung nicht gern eingestand. Längere Ausflüge wurden immer schwieriger und auch allein zu Hause lassen konnte ich ihn nicht länger als eine, maximal zwei Stunden. Ich traute mich kaum, das Haus zu verlassen, und wenn etwas erledigt oder eingekauft werden musste, hetzte ich im Laufschritt durch die Geschäfte. Der Blick auf die Uhr wurde zur Gewohnheit, und eine kurzsichtige Oma an der Supermarktkasse, die sich von der Kassie-

rerin das Kleingeld abzählen ließ, konnte Mordgedanken auslösen.

Was wenn Burkhard stürzte, während ich nicht da war? Nicht mehr sitzen konnte? Aufs Klo musste? Sogar sich selbst einen Tee zuzubereiten wurde für ihn mittlerweile zum Problem. Regelmäßig kam ich atemlos zurück.

Entgegen unserer sonstigen Gewohnheiten verbrachten wir meinen Geburtstag, Weihnachten und Silvester zu Hause.

Für mich wurde die Pflege meines Mannes körperlich zunehmend anstrengender. Burkhard hatte immer weniger eigene Kraft, um mir zu helfen. Aufgrund seiner Größe und seines Körpergewichts war ich allein kaum noch in der Lage, ihn zu waschen oder gar zu duschen. Einfach alle Arbeiten zogen sich eine gefühlte Ewigkeit in die Länge.

Auch wenn wir noch auf die Wunderwirkung der Stammzellen hofften, spielte ich immer häufiger mit dem Gedanken, ein- oder zweimal am Tag einen ambulanten Pflegedienst ins Haus kommen zu lassen. Ich spürte, dass ich an meine Grenzen stieß und dringend professionelle Unterstützung brauchte.

Gegen Jahresende nahm ich schließlich wirklich Kontakt mit einem ambulanten Pflegedienst auf. Erstaunlicherweise spürte ich allein durch den Entschluss dazu eine sofortige Wirkung: Schon der Gedanke, dass mir in absehbarer Zeit ausgebildete Pflegekräfte morgens und abends bei den schweren Arbeiten helfen würden, entlastete mich und gab mir ein kleinwenig Kraft zurück – genug, um bis zum Einsatz des Pflegedienstes durchzuhalten.

An einem Montagmorgen im Januar sollte es so weit sein: Zum ersten Mal sollte uns eine Pflegekraft zu Hause besuchen.
Aber dazu kam es nicht mehr.

BURKHARD

Zum Jahresende hin fühlte ich eine erneute Schwächung der Arme, wenn ich mich aus dem Bett in den Rollstuhl setzen wollte. Ich ignorierte sie. Ich klammerte mich an die Hoffnung, dass die Wirkung der Stammzellen einsetzen würde, bevor ich weiterhin Kraft verlor. Dass sich auch meine Atmung jetzt rasch verschlechterte, wollte ich nicht wahrhaben.

Meine Hausärztin betreute mich nun regelmäßig zu Hause. Besuche in ihrer Praxis waren einfach zu anstrengend geworden. Bei ihren Fragen nach meinen Beschwerden wiegelte ich ab, weil ich erstens nicht der Typ für Klagelieder war und ich mir zweitens auch gar nicht eingestehen wollte, dass sich mein Zustand verschlechterte. Die Atemschwächung passierte außerdem so schleichend, dass selbst die Hausärztin den Prozess nicht als dramatisch einschätzte. Handlungsbedarf sah keiner von uns.

Bis zum Morgen des 25. Januar 2010, an dem ich nicht mehr aufwachte.

SILKE

Ich schrak hoch. Mein Schlaf war nicht mehr der tiefste. Mein erster Blick glitt auf die rot leuchtende, digitale Zeitanzeige meines Weckers: Viertel nach fünf.

Dann hörte ich es wieder, das krächzend-röchelnde Geräusch, das mich geweckt hatte: Burkhard lag mit geöffnetem Mund auf der Seite und rang nach Luft. In Sekunden war das ganze Haus erleuchtet. In meiner Panik wählte ich die Nummer unserer Hausärztin, die glücklicherweise sogar mitten in der Nacht ans Telefon ging. Sie verständigte an meiner Stelle sofort einen Notarzt.

Ich saß neben Burkhard am Bett, redete beruhigend auf ihn ein und versuchte, seinen Puls zu messen. Mit bebenden Händen war das nicht einfach.

Nebenbei zog ich mich an, indem ich mir immer nur ein Kleidungsstück überwarf und dann wieder nach meinem Mann sah. Mir war vollkommen klar, dass es jetzt ins Krankenhaus ging.

„Der Arzt ist gleich da", beruhigte ich Burkhard oder mich selbst. Doch die Minuten dehnten sich zu Ewigkeiten.

Endlich, nach einer Viertelstunde, die mir wie ein Vierteljahr vorkam, fiel zuckendes Blaulicht durchs Fenster. Drei Sanitäter sprangen aus dem Rettungswagen, griffen sich wuchtige Notfallkoffer aus Aluminium und stürmten in unser Schlafzimmer. Aber der Notarzt fehlte!

„Wo bleibt der Arzt?", fuhr ich die Männer in den orangefarbenen Westen an.

„Er fährt einen gesonderten Wagen, damit er schneller von einem Einsatzort zum nächsten wechseln kann", beru-

higte mich einer von ihnen. *„Er müsste jeden Moment da sein."*

Ich erinnerte mich an das Telefonat mit unserer Hausärztin, die mir eingeschärft hatte, die Sanitäter unbedingt über die Erkrankung meines Mannes zu informieren.

„Mein Mann hat ALS", sagte ich also zu den Männern.

Die Sanitäter sahen erst mich ratlos an, dann tauschten sie einen fragenden Blick.

Die hatten keine Ahnung, was ALS war!, begriff ich.

Und mir fehlten vor Aufregung die Worte, mit denen ich es ihnen hätte begreiflich machen können.

„Es ist schlimmer als MS", stammelte ich wirr. Die hilflosen Gesichter der Retter ließen mich verzweifeln und vom Notarzt fehlte noch immer jede Spur. Verdammt!

Dann hatte ich die rettende Idee: Ich rief erneut unsere Hausärztin an und diese erklärte den Sanitätern am Telefon, was sie tun sollten.

„Beatmen!", wies sie die Männer an. *„Sie müssen ihn so schnell wie möglich beatmen."*

Die Minuten, die die Sanitäter mit der Erstversorgung meines Mannes zubrachten, zogen sich in die Länge. Burkhard rang noch immer nach Luft, die künstliche Beatmung mithilfe eines Luftschlauchs, die sogenannte Intubierung, gelang einfach nicht.

„Der stirbt uns weg!", hörte ich einen der Sanitäter sagen. Sie schienen zu resignieren.

Das musste ein Albtraum sein! Der Rettungswagen stand vor der Tür, konnte uns aber nicht helfen. Und die Sanitäter in unserem Schlafzimmer sahen hilflos zu, wie mein Mann starb!

Um sechs Uhr hielt schließlich ein weiterer Wagen vor dem Haus. Ich hörte den Motor verstummen und war sofort am Fenster. Ein rot-weißer PKW. Der Notarzt! Endlich! Der Mediziner war aus dem weiter entfernten Bad Münder zu uns an den Hamelner Stadtrand gerufen worden, erfuhr ich später. Der eigentlich zuständige Hamelner Notarzt war zur selben Zeit bei einem Unfall im Einsatz gewesen.

Seit dem Notruf unserer Hausärztin war eine Dreiviertelstunde vergangen. Aber jetzt, als der Arzt endlich da war, ging plötzlich alles ganz schnell. Innerhalb von zwei Minuten war Burkhard intubiert, beatmet und auf eine Trage gehoben worden. Die Sanitäter schoben ihn in den Rettungswagen.

Um viertel nach sechs hielt der Rettungswagen mit zuckendem Blaulicht vor der hell erleuchteten Notaufnahme des städtischen Krankenhauses in unmittelbarer Nähe zum Weserufer.

„Bleiben Sie bei Ihrem Mann!" Der Notarzt winkte mich hinter den mit der Trage verschwindenden Sanitätern her, in Richtung Intensivstation. „Reden Sie Ihm gut zu, beruhigen Sie ihn!"

Im Nachhinein denke ich, die Ärzte waren damals überzeugt, dass Burkhard sterben würde. Alle waren plötzlich so freundlich zu mir. Vermutlich wollten sie uns ein paar letzte, gemeinsame Minuten gönnen.

Gegen sieben Uhr morgens wurde Burkhard auf ein Zimmer gebracht. Ich blieb allein in einem Aufenthaltsraum der Intensivstation zurück, ohne zu wissen, ob ich ihn überhaupt wiedersehen würde. Nach einigen Minuten tauchte meine Schwester auf, und wir nahmen uns schweigend in die Arme.

Schließlich erschien auch eine Krankenschwester: „Sie können jetzt zu Ihrem Mann, Frau Linke."

Wir folgten ihr über den Flur der Intensivstation in ein Patientenzimmer. Burkhard war an sämtliche der Intensivmedizin zur Verfügung stehende Geräte angeschlossen worden. Überall piepte, zischte und brummte es. Ein Plastikmundstück steckte im Mund meines Mannes; durch den angeschlossenen Schlauch pumpte eine Maschine zischend Luft in seine Lungen. Sein Oberkörper blähte sich im dröhnenden Rhythmus der künstlichen Beatmung auf und fiel wieder in sich zusammen. Kabel verbanden seine Brust mit Monitoren, die im Takt seines Herzschlags leuchtende Linien zeichneten. Ein Wärmebett stabilisierte seine Körpertemperatur.

Mein Gehirn trat in den Streik. In dem Moment konnte ich gar nichts denken.

„Hat Ihr Mann einen gesetzlichen Betreuer?"

Nur langsam überwand ich den lähmenden Schock, sammelte meine Gedanken wie in einem Sturm von der Leine gewehte Wäschestücke ein. Als ich wieder einigermaßen geradeaus denken konnte, saß ich bereits in einem Arztzimmer, unschwer zu erkennen am hinterm Schreibtisch verbarrikadierten Mensch in Weiß.

Vor mir auf dem Tisch entdeckte ich einen ganzen Haufen verschiedener Formulare.

Ich hatte keine Ahnung, wie ich im Arztzimmer gelandet war. Mein Schock blieb allerdings unbemerkt oder interessierte in der Krankenhaushektik schlicht niemanden. Niemand hatte gefragt, wie es mir überhaupt ging oder mir zumindest mal einen Kaffee angeboten.

„Einen was?"

„Einen Betreuer, einen gesetzlichen Vormund?"

„Nein", schüttelte ich den Kopf. „Sowas brauchten wir bisher nicht."

Mechanisch fing ich an, die Unterlagen auszufüllen. Aufnahmepapiere fürs Krankenhaus, Einwilligungserklärungen und Fragebögen zum Gesundheitszustand.

„Ihr Mann wird wahrscheinlich sterben", erklärte mir der Arzt, als ich ihm die Blätter über den Schreibtisch schob. „Aufwachen wird er jedenfalls nicht mehr. Sie können also erstmal nach Hause fahren."

Ich gehorchte wie in Trance.

Um halb zehn an diesem Morgen saß ich in der Küche, während meine Schwester nebenan das vom Notarzteinsatz verwüstete Schlafzimmer aufräumte.

Noch immer fiel es mir schwer zu begreifen, was gerade passiert war. Weil ich bis dahin weder gegessen noch getrunken hatte, hatte meine Schwester mir erstmal ein Brötchen geschmiert und Kaffee gekocht. Danach hatte sie unsere Familien informiert.

Ich hielt mit beiden Händen meinen Kopf fest, als könnte ich so auch meine durcheinanderwirbelnden Gedanken festhalten. Was jetzt? Was sollte ich als Nächstes machen? Was, wenn er wirklich nicht mehr aufwachte?

„Ihr Mann ist aufgewacht."

Ich fiel aus allen Wolken, als ich kurz nach Mittag ins Krankenhaus zurückkehrte. Hatte der gleiche Arzt mich

nicht vor wenigen Stunden erst mit den Worten „Aufwachen wir er jedenfalls nicht mehr" verabschiedet?
„Ist er normal im Kopf?", fragte ich rasch.
Der Oberarzt nickte.
Ein ganzer Felsbrocken fiel mir vom Herzen. Eine Weile saß ich an Burkhards Bett und hielt seine Hand. Er war ansprechbar, dämmerte aber immer wieder weg.
Er wird es schaffen, dachte ich. Und: Irgendwann kommt er wieder nach Hause. Ich wollte unbedingt daran glauben.

Als das Telefon klingelte, wusste ich, dass es schlimme Nachrichten sein würden. Es war kurz nach Mitternacht. Mit rasendem Herzklopfen griff ich nach dem Hörer. Irgendeine Bereitschaftsärztin meldete sich.
„Es sieht ernst aus", sagte sie knapp. „Ihr Mann wird wohl sterben. Was sollen wir tun?"
Das durfte nicht sein! Burkhard war doch wieder zu sich gekommen! Ansprechbar gewesen! Heute Nachmittag hatte ich doch gespürt, dass er es schaffen würde! Ich war mir ganz sicher gewesen!
„Tun Sie, was Sie können, um ihn am Leben zu halten", flüsterte ich.
Burkhard wurde in dieser Nacht dreimal reanimiert.
Als ich am nächsten Morgen wieder ins Krankenhaus kam, lag Burkhard erneut im Koma.
Und die behandelnden Ärzte waren inzwischen offenbar zu der Überzeugung gekommen, dass ein Leben unter diesen Umständen nicht lebenswert sei. Alle schienen sich einig, dass die lebensverlängernden Maßnahmen eingestellt

werden sollten. Nur ich war nicht davon überzeugt. Und ich musste nun entscheiden, was passieren sollte.

Ich kannte Burkhards unbedingten Lebenswillen und seine Bereitschaft, jede winzige Chance zu ergreifen, jede medizinische Möglichkeit auszuprobieren. Ich war mir ziemlich sicher, dass er nicht sterben wollte.

Um meine Meinung zu ändern, wurde tatsächlich sogar meine Hausärztin angerufen, um mir noch einmal zu erklären, wie schlecht Burkhards Chancen standen. Doch sie mischte sich nicht ein. Auch sie kannte die Krankengeschichte meines Mannes und wusste, dass er bereits alles in seiner Macht stehende unternommen hatte, um der ALS die Stirn zu bieten. Sie überließ die Entscheidung mir.

Aber ich wollte überhaupt nicht über irgendein Leben entscheiden müssen. Schon gar nicht über das meines eigenen Mannes.

„Er müsste jetzt einen Luftröhrenschnitt bekommen", klärte mich der Oberarzt auf. „Sie sollten das ablehnen."

Damit Burkhard nicht länger am Leben gehalten werden kann, dachte ich mir.

Der Arzt registrierte meine Unentschlossenheit.

„Wenn Sie dort liegen würden, wollten Sie etwa am Leben bleiben?", drängelte er. „Er wird nicht mehr normal sein, nicht mehr essen und atmen können. Verstehen Sie das?"

Die Vorstellung war grausam. Doch ich glaubte fest daran, dass Burkhard auch dieses Mal wieder bei Verstand sein würde, wenn er aufwachte. Dass mir die Ärzte etwas ganz anderes erzählten, wollte ich einfach nicht gelten lassen.

„Ein Leben mit einem derart Pflegebedürftigen bringt immense Unruhe in Familien. Überlegen Sie sich das gut, Frau Linke! Das ist eine unglaubliche Belastung, die Sie sich da aufladen wollen."

Dabei ging es hier gar nicht um mich selbst. Wie ich selbst weiterleben wollte, war im Augenblick gar nicht der entscheidende Punkt. Zumindest nicht für mich. Mein Mann wollte unbedingt leben, das hatte er mir oft genug gesagt. Er war bereit dafür zu kämpfen, war selbst vor der riskanten Reise nach Thailand nicht zurückgeschreckt.

„Ich brauche Zeit für mich allein", erklärte ich der Runde und schickte alle aus dem Krankenzimmer.

„Du willst leben, oder?", fragte ich Burkhard, als wir allein waren. „Das hast du doch immer gesagt, nicht wahr? Ich will dir die Chance geben, wenn du es auch willst. Du musst es aber auch wirklich wollen."

Ich schrak zusammen, als Burkhard in dem Moment tatsächlich den Mund öffnete. So als wollte er ja sagen.

Sekunden später stand ich vor den Ärzten und erklärte, dass ich morgen die Unterlagen für die Operation haben wollte. Das Tracheostoma, der Luftröhrenschnitt, durch den Burkhard dauerhaft künstlich beatmet werden konnte, sollte so schnell wie möglich gemacht werden. Meine Entscheidung stand fest.

Es war eine sehr einsame Entscheidung. Ich musste sie allein treffen. Und ich würde hinterher mit ihren Folgen leben müssen.

Am Mittwoch unterzeichnete ich die Unterlagen für die Operation. Am Donnerstag folgte eine Überraschung: Plötzlich war ich nicht mehr die Betreuerin meines Mannes. Oh-

ne mich zu informieren war meine Schwiegermutter gegen die Betreuungsregelung vorgegangen. Obwohl sie sich bisher konsequent geweigert hatte, sich überhaupt einzugestehen, dass Burkhard lebensbedrohlich erkrankt war. Eigentlich hätte ich zu dem Zeitpunkt sogar gewettet, dass sie bis dahin keine Ahnung hatte, an welcher Erkrankung genau ihr Sohn eigentlich litt.

Nichtsdestotrotz war sie mit einem Sozialrichter im Krankenhaus angerückt, nachdem ich nach Hause gefahren war. Und dieser hatte entschieden, eine neutrale Betreuungsperson als Vormund meines Mannes einzusetzen, noch bevor ich überhaupt etwas von der Sache mitbekommen hatte. Bevor ich überhaupt bemerkt hatte, dass das so einfach möglich war.

Von einer Sekunde auf die andere hatte ich rein gar nichts mehr zu sagen.

Zu meiner Verwunderung wurde Burkhard trotz dieser überfallartigen Änderung der rechtlichen Voraussetzungen am Freitag wie geplant operiert. Seine neue Betreuerin, die ihn ja noch nie gesehen hatte, hatte nichts gegen die Operation einzuwenden. Sie wusste zu diesem Zeitpunkt noch nicht einmal von ihrer neuen Aufgabe, was mir allerdings nicht klar war.

Merkwürdigerweise hatte aber auch meine Schwiegermutter nichts unternommen, um die Durchführung der Operation zu verhindern.

Die Sorge, dass ich ihren Sohn mit meiner Entscheidung für eine künstliche Beatmung unnötig lange leiden ließ, war offenbar gar nicht der Grund für ihr heimliches Vorgehen gegen meine Betreuung gewesen, schlussfolgerte ich ver-

wundert. Aber was dann? Wieso tat sie das? Ich konnte mir einfach keinen Reim auf die Geschichte machen.

Allerdings hatte ich auch keine Zeit, mich allzu genau mit dieser Frage zu beschäftigen. Die Operation war durchgeführt worden. Mein Mann hatte sie gut überstanden und wachte kurz nach dem Einsetzen des Tracheostoma aus dem Koma auf. Entgegen sämtlicher ärztlicher Prognosen! Ich merkte sofort, dass er versuchte, sich mit Armen und Händen verständlich zu machen.

Ich traute mich kaum, es zu glauben, doch es war eindeutig: Die Ärzte hatten sich geirrt! Burkhard war ansprechbar und wollte mir etwas mitteilen. Er hatte keine Gehirnschädigung davongetragen. Im Gegenteil. Er konnte sogar ein wenig flüstern. Erst tonlos, aber bald verstand ich, was er sagen wollte. Wir konnten wirklich wieder miteinander sprechen. Für mich war das ein Wunder.

Allerdings konnte sich Burkhard nicht erinnern, was überhaupt passiert war. Er hatte keine Ahnung, wo er war oder aus welchem Grund er sich dort befand, wo er jetzt war. Und immer wieder deutete er auf den unter seinem Kehlkopf in seinem Hals steckenden Fremdkörper: die Kanüle des Tracheostoma. Ich hatte Angst davor, ihm zu erklären, was das war. Ich hatte für ihn entschieden, die künstliche Beatmung durchführen zu lassen und plötzlich beschlichen mich Zweifel. Was, wenn ich mich geirrt hatte? Wenn er die lebensverlängernden Maßnahmen doch nicht gewollt hätte? Wenn sich die künstliche Beatmung für ihn als unerträglich herausstellte? Oder die ganze Situation?

Dass er nicht mehr essen und trinken, ja, nicht einmal mehr selbstständig Wasserlassen können würde? Ich bekam *schreckliche Angst, er würde mir Vorwürfe machen, weil ich trotz Kenntnis all dieser Faktoren und gegen den Rat sämtlicher Fachleute auf diese Art für ihn entschieden hatte.*

Ich wusste, dass ich das alles kaum lange vor ihm geheim halten konnte. Also nahm ich meinen Mut zusammen und schilderte ihm, was passiert war und warum ich mich für die künstliche Beatmung entschieden hatte. Meine Sorge war unbegründet gewesen: Burkhard fand meine Entscheidung richtig und gut.

Die nächsten Wochen lebte ich praktisch im Krankenhaus. Burkhards Flüstern verstand ich immer besser; bald übersetzte ich für Ärzte und Pfleger.

Drei Tage nach der Operation brachte ich außerdem eine Tafel mit, über die wir uns zu verständigen versuchten. Burkhard zeigte mit dem Finger nacheinander auf die Buchstaben und strahlte mich dabei an. Die Buchstaben, auf die er gezeigt hatte, ergaben zusammengesetzt das Wort ‚Abu Dhabi'. Er konnte sich an unseren gemeinsamen Urlaub 2007 erinnern. Uns beiden standen Tränen in den Augen.

Bereits wenige Tage nach der Operation wollte Burkhard versuchen, den ersten Joghurt zu essen. Und tatsächlich: Es funktionierte.

Da wurde mir allmählich klar, dass die Ärzte auch in dieser Hinsicht falschgelegen hatten. Eine künstliche Ernährung über eine durch die Bauchdecke eingeführte Magensonde würde mein Mann gar nicht benötigen.

Konnten die Mediziner den Zustand eines Patienten nach dem Erwachen aus einem Koma am Ende gar nicht sicher voraussagen?

Am nächsten Tag probierte Burkhard die erste Suppe.

Dummerweise machte es sich meine Schwiegermutter bald zur Gewohnheit, vormittags im Krankenhaus aufzutauchen, um Burkhard zu besuchen. Nach der Sache mit der Betreuung verspürte ich keine große Lust, mit ihr gemeinsam am Krankenbett zu sitzen. Ich verschob meine Besuche auf den Nachmittag.

Von seiner neuen, ‚neutralen' Betreuerin hatte ich Burkhard noch nichts erzählt. Ehrlich gesagt hatte ich nicht die leiseste Ahnung, wie ich ihm erklären sollte, dass neuerdings eine vollkommen fremde Person über seine Angelegenheiten entschied. Ich hatte eine leise Ahnung, dass diese unerwartete Neuregelung meinem Mann nicht sonderlich gefallen würde. Diese Prognose war nicht schwierig, bedachte man, dass Burkhard es gewohnt war, selbstbestimmt, unabhängig und wenn nötig gleich noch für einen Haufen Angestellte mitzuentscheiden.

Ich sagte nichts.

Deshalb fiel Burkhard aus allen Wolken, als sich seine neue Betreuerin'eine Woche später bei ihm vorstellte.

Nun stellte sich auch das Motiv meiner Schwiegermutter heraus: Sie hatte befürchtet, dass ich – ich! – auf die Idee hätte kommen können, Burkhards Handlungsunfähigkeit auszunutzen, um einige materielle Werte aus seinem Besitz in finanzielle Werte umzuwandeln – sprich: schnell seine Sachen zu verkaufen, solange er im Krankenhaus lag. Danke auch!

Diese Betreuungsregelung sollte sowohl uns als auch das Gericht noch eine Weile beschäftigen.

Vorerst hatte ich jedoch keine Zeit, mich mit den Ideen meiner Schwiegermutter auseinanderzusetzen. Statt mich mit Gedanken über Materielles aufzuhalten, hatte ich mich nämlich inzwischen mit dem Thema Intensivpflege vertraut gemacht. Und ich hatte Erstaunliches herausgefunden: Es schien durchaus möglich zu sein, auch künstlich beatmete Patienten zu Hause in den eigenen vier Wänden zu betreuen. Das war mir neu.

Trotzdem hatte ich von Anfang an gedacht: „Ich hole Burkhard wieder nach Hause."

Jetzt schien ich tatsächlich den Weg entdeckt zu haben, der mir genau das ermöglichte. Ich nahm Kontakt mit einer entsprechenden Pflegefirma auf.

Die Ärzte im Krankenhaus hingegen schmiedeten eigene Pläne. Schon wieder! Und zwar ohne mich darüber in Kenntnis zu setzen. Ihre Aufgabe betrachteten sie als erledigt: Das Tracheostoma war gelungen, die künstliche Beatmung klappte, das Bett wurde gebraucht.

„Ihr Mann wird in ein Heim verlegt", versuchte mich der Oberarzt einige Tage später vor vollendete Tatsachen zu stellen, ohne dass ich vorher auch nur ein Wort von seinen Plänen gehört hatte. Er verkündete seinen Beschluss so entschieden, als sei das unabänderlich, die einzige Lösung und das Bett im Pflegeheim bereits reserviert. Ob ich – oder womöglich sogar mein Mann – das Bett im Pflegeheim überhaupt wollten, stand gar nicht zur Diskussion.

Nun, ich wollte es definitiv nicht.

Hätte ich nicht mittlerweile Erfahrung mit dem Medizinbetrieb gesammelt und begriffen, dass längst nicht alles so unabänderlich war, wie es gern verkauft wurde, hätte ich vielleicht nicht vorher schon begonnen, mich mit der Intensivpflege zu beschäftigen. Vielleicht hätte ich nicht nach eigenen Betreuungslösungen gesucht. Vielleicht hätte man mich dann jetzt einfach überrumpeln und vor vollendete Tatsachen stellen können.

Darauf hingewiesen, dass auch eine Pflege zu Hause denkbar war, hätte mich jedenfalls garantiert niemand.

Wie viele Menschen wohl auf diese Art in Pflegeheimen landeten?, ging es mir in diesem Moment durch den Kopf.

„Nein", antwortete ich dem Oberarzt dann genauso entschieden, wie er mit mir gesprochen hatte. „Mein Mann kommt nicht ins Heim!"

Die Pflegefirma hatte zugesagt. Sie würden Burkhards Betreuung bei uns zu Hause übernehmen.

Burkhard von meiner Idee der häuslichen Pflege zu begeistern, war verständlicherweise nicht sonderlich schwierig.

Meine Schwiegermutter hingegen stellte ein größeres Problem dar. Sie wollte Burkhard tatsächlich lieber in einem Heim betreuen lassen. Weil die Betreuung dort – ihrer Meinung nach – qualifizierter und besser gewährleistet sein würde.

Dummerweise war ich ja zu keiner Entscheidung mehr berechtigt. Diese Schwierigkeit ignorierte ich. Mit Schwierigkeiten kannte ich mich inzwischen aus, so leicht erschreckten die mich nicht mehr. Ich blieb weiterhin mit der Pflegefirma in Kontakt und leitete alles Notwendige in die Wege.

Die Entscheidung der Ärzte, Burkhard in seinem derzeitigen Zustand aus dem Krankenhaus zu entlassen, gefiel mir gar nicht. Er schien mir keineswegs stabil genug für die Entlassung.

Es muss Kliniken geben, die sich besser mit ALS und Lungenproblemen auskennen, überlegte ich. Die einfach noch mehr tun und seinen Zustand verbessern können. Kurzerhand fing ich wieder an, zu recherchieren und stieß schnell auf das Oststadtkrankenhaus in Hannover. Die Klinik war auf Lungenerkrankungen spezialisiert. In der Hoffnung, dass man dort Burkhards Atmung stabilisieren konnte, setzte ich mich mit dem Krankenhaus in Verbindung. Natürlich war ich zu all dem gar nicht befugt. Doch was für andere ALS-Patienten in Burkhards Lage vermutlich eine Katastrophe darstellen würde, entpuppte sich in unserer speziellen Lage als mein Glück: Burkhards gesetzliche Betreuerin kannte sich überhaupt nicht mit ALS aus! Außerdem hatte sie außer Burkhard noch vierzig andere Fälle zu betreuen. Sie schien sogar ganz froh über meine fachlich kompetente Unterstützung. Deshalb klappte tatsächlich alles, wie ich es geplant hatte: Burkhard wurde nicht ins Pflegeheim, sondern auf die Lungenstation des Oststadtkrankenhauses nach Hannover verlegt.

BURKHARD

Ich weiß noch, dass ich abends ganz normal eingeschlafen bin. Über Nacht – ohne dass ich vorher irgendetwas davon bemerkt hatte – hatte sich dann eine akute Lungenentzündung entwickelt. Hätte Silke meine Atemnot nicht bemerkt, wäre ich am nächsten Morgen tot gewesen. Und zwar ebenfalls, ohne irgendetwas davon zu bemerken. Anscheinend narkotisiert man sich durch die extrem flache Atmung selbst. Ein enorm hoher CO_2-Anteil entsteht im Blut.

Als der Notarzt um sechs Uhr morgens eintraf, lag der Sauerstoffgehalt meines Blutes nur noch bei dreißig Prozent. Das ist ein extrem niedriger Wert, der normalerweise nicht ohne starke Gehirnschäden überlebt werden kann. Normalerweise liegt die Sauerstoffsättigung bei mindestens neunzig Prozent.

Die Sauerstoffsättigung des Blutes beschreibt den Anteil an roten Blutkörperchen, die in der Lunge mit Sauerstoff beladen werden und diesen dann in den Körper transportieren. Mir drängte sich dabei die Erinnerung an eine Zeichentrickserie auf, in der pummelige, rote Figuren mit einem mit Luftbläschen gefüllten Korb auf dem Rücken durch den Körper zuckeln.

Zu meinem Glück hatte sich mein Körper anscheinend bereits in den Monaten vor dem Zusammenbruch an die niedrigen Sauerstoffwerte gewöhnt. Weil meine Atmung schleichend, aber kontinuierlich, schwächer geworden war, hatte sich mein gesamter Kreislauf an den Sauerstoffmangel angepasst, wie bei einem Hochleistungssportler, der im Hochgebirge trainiert. Ich hatte mich also über Monate unbewusst darauf eingestellt, mit wenig Sauerstoff auszukommen.

Trotzdem: Hätte Silke meinen Zustand nicht gerade noch rechtzeitig bemerkt, wäre ich gestorben. Eingeschlafen und einfach nicht wieder aufgewacht. Sanft und schmerzlos.

Eigentlich genau der Tod, den man sich wünscht ... mit neunzig – und am besten beim Sex mit einer Dreißigjährigen.

Kapitel 12: Die letzte Pfeife

BURKHARD

Kleine, bunte Vögel flatterten durch mein Krankenzimmer. Sie hatten sich ein Nest unter der Decke des Raumes gebaut, in das sie zwitschernd hineinschlüpften. Erstaunlich, dass sie auf einer Intensivstation erlaubt waren. Erst später wurde mit bewusst, dass ich halluziniert hatte.

Doch die Beobachtung der in allen Farben schillernden Vögel half mir, das Jucken meines Körpers zu ignorieren. Einfach alles juckte. Es war die reinste Folter. Es kam mir vor, als tummelten sich Massen an Läusen unter meiner Bettdecke. Zeitweise hatte ich das Gefühl, das Ungeziefer bewegte sogar das Oberbett. Kratzen konnte ich nicht. Irgendwann kam eine Schwester und wechselte die verseuchte Decke. Endlich war das Jucken weg.

Da erst entdeckte ich das Indianerzelt in meinem Zimmer, ein richtiges Wigwam. Und gar nicht mal klein. Ein Medizinmann stand neben dem Eingang, den ein dickes Bärenfell verhängte. Der Mann sah uralt aus. Seine dunkle Haut war runzlig wie Leder, um seinen Hals baumelten Ketten aus Pferdezähnen und seine Schultern hatte er in einen Wolfspelz gehüllt. Er stand barfuß auf dem abwischbaren Boden aus Krankenhaus-PVC. Jetzt zog der Medizinmann das Fell zur Seite und gewährte mehreren meiner Mitpatienten freundlich Eintritt. Ich bekam mit, wie er sie einlud, Pfeife mit ihm zu rauchen. Eine beachtliche Anzahl von Menschen war seiner Einladung gefolgt, an mir vorbeigegangen und im Wigwam verschwunden. Gegen eine Pfeife hätte auch ich nichts einzuwenden. Ich erhob mich aus meinem Krankenbett und trat ebenfalls vor das Wigwam. Aber der alte Indianer ließ das Bärenfell vor den Eingang sinken und schüttelte bedauernd den Kopf: „Die letzte Pfeife ist denen vorbehalten, die nicht mehr bleiben."

Ich hatte Silke immer gesagt, dass ich leben wollte. Und dass ich auch eine Beatmung in Erwägung ziehen würde, wenn es nicht anders ging.

Offensichtlich hatte ich meinen Zustand jedoch extrem unterschätzt. Irgendwie war ich davon ausgegangen, Warnsignale zu bemerken, bevor ich starb. Deshalb hatte ich auch den Ablauf meiner Restlebenszeit ignoriert. Wenn es wirklich kritisch wurde, wollte ich alles Notwendige rechtzeitig regeln.

Dass mich eine Lungenentzündung über Nacht aus dem Leben befördern könnte, hatte ich nicht erwartet. Deshalb gab es bei meinem Zusammenbruch nur mündliche Absprachen mit meiner Frau über den Beatmungswunsch. Die Auseinandersetzung mit der Patientenverfügung hatte ich immer wieder vor mir hergeschoben. Ein Fehler, der mich leicht das Leben hätte kosten können, wenn Silke nicht von meinem Kampfgeist überzeugt gewesen wäre und sich über jede ärztliche Empfehlung hinweg für mich eingesetzt hätte.

An die Zeit im Krankenhaus erinnere ich mich nur bruchstückhaft. In mein Gedächtnis hat sich das schreckliche Gefühl zu ertrinken gebrannt. Innerlich. Als läge ich zwei Meter unter Wasser und atmete durch einen ganz, ganz dünnen, langen Strohhalm. Wenn ich mehr Luft ziehen wollte, kam sie einfach nicht. Ausgelöst wurde dieses Gefühl durch riesige Menge an Schleim, die sich in meiner Lunge sammelte. Meine linke Lungenseite funktionierte gar nicht mehr; die rechte Seite arbeitete nur noch mit halber Kraft, nur sehr knapp ausreichend, um meinen Körper mit genug Sauerstoff zum Leben zu versorgen.

Ich hatte einen Schlauch im Mund und unzählige Nadeln im Körper, und um mich herum piepten und pumpten die Apparate, an die ich angeschlossen war. Ich geriet in Panik. Eine typische ‚Atempanik', wie ich später erfuhr, die mithilfe von Medikamenten bekämpft wurde.

Medikamente wurden mir durch einen Zentralen Venenkatheder, kurz ZVK genannt, zugeführt. Im Klartext handelte es sich dabei um einen dünnen Schlauch, der in meiner Halsvene steckte und der Einfachheit halber gar nicht erst wieder entfernt wurde. Neben den Medikamenten gegen die Lungenentzündung konnten mir durch den ZVK auch bequem Beruhigungsmittel verabreicht werden. Vermutlich wurde durch diese Psychopharmaka mein Bewusstsein stark beeinträchtigt, die meisten Erinnerungen gelöscht und Halluzinationen ausgelöst. Eingebrannt hat sich die Angst.

Trotz der Medikamente litt ich mehrmals am Tag unter Atempanik. Mein Körper war oft von oben bis unten nass, als wäre ich durch einen Teich geschwommen.

Ich musste versuchen, ruhig zu bleiben. Extrem ruhig. Meine Lunge konnte einfach nicht genug Luft aufnehmen. Nicht mal für die geringste Anstrengung. Die kleinste Aufregung konnte die nächste Panik auslösen.

Wäre ich Raucher gewesen, hätte ich wohl nicht überlebt. Dadurch, dass ich mein Leben lang nie geraucht habe und mein Lungenvolumen durch den Sport gut trainiert war, hatte ich noch ein paar Reserven.
Diese Reserven retteten mir jetzt das Leben.

Im Vierbettzimmer hatte ich den Fensterplatz. Von dort aus konnte ich die glitzernde, dunkle Wasseroberfläche der Weser sehen und davor einen riesigen, kahlen Baum. Jeden Tag war dieser Baum voller Krähen. Haufenweise Krähen, ein ganzer Schwarm. In den verschwommenen Wochen zwischen Leben und Tod hielt ich sie zuerst ebenfalls für eine Halluzination. Wie die Vögel in meinem Zimmer und das Wigwam. Doch die Krähen waren echt. In der Kälte des Winters sammelten sie sich über einem warmen Abluftschacht des Krankenhauses.

Lange wusste ich nicht einmal, in welchem Krankenhaus ich mich befand. Meine Frau schrieb es mir auf eine Tafel, die sie mir mitgebracht hatte, damit ich es nicht vergaß.
 Sprechen konnte ich nicht, deshalb zeigte ich auf Buchstaben an der mitgebrachten Tafel. Als der Tubus im Mund durch das unterhalb des Kehlkopfes eingeführte *Tracheostoma* ersetzt worden war, konnte ich zumindest flüstern. Meine Frau übersetzte für die Schwestern. Die Ärzte überlegten unterdessen, wo sie mich hinschicken sollten. Ich bekam mit, dass eine neurologische Rehabilitation im Gespräch war. Und ein Pflegeheim.
 Mit mir direkt sprach niemand über meinen Zustand. Dass ich trotzdem Bescheid wusste, verdankte ich dem

Umstand, dass die Ärzte direkt an meinem Bett über mein weiteres Schicksal berieten. Allerdings, ohne mich in ihre Gespräche und Überlegungen einzubeziehen. Es schien, als würden sie meine Anwesenheit gar nicht wahrnehmen. Mir wurde klar, dass ich nicht mehr selbst über mein Schicksal zu entscheiden hatte.

Kalte Angst ergriff mich. Angst, dass sie mich wirklich einfach in irgendein Heim abschieben könnten. Ich würde mich gar nicht dagegen wehren, ja nicht einmal dagegen protestieren können! Mein Zimmer wäre einfach leer, wenn Silke das nächste Mal hereinkäme, um mich zu besuchen.

Ich hatte keine Ahnung, wie es weitergehen würde, wenn ich das alles tatsächlich überleben sollte. Und ich fühlte mich machtlos wie nie zuvor.

Die Prophezeiungen der Ärzte sind in meinem Fall nicht eingetroffen. Als ich im Koma lag, wurden Horrorszenarien ausgemalt: Hirnschädigungen aufgrund des Sauerstoffmangels, ein Leben als Hülle ohne Bewusstsein, dass ich nie wieder essen, trinken oder sprechen könnte. Nichts davon hat sich bewahrheitet.

Durch meine lange Krankengeschichte hatten Silke und ich glücklicherweise bereits die Erfahrung gemacht, dass Ärzte doch keine Propheten waren und sich durchaus irren konnten. Hätte Silke die Prognosen der Ärzte zur Grundlage der Entscheidung über Leben und Tod gemacht, hätte es für mich sehr leicht anders ausgehen können. Sehr, sehr leicht.

Dabei hätten die Ärzte nur alles anders formulieren müssen, um die Entscheidung wirklich meiner Frau zu überlassen.

„Nach unserer Erfahrung ist es so, aber es könnte auch anders kommen", hätte ausgereicht, um ihr nicht das Gefühl zu vermitteln, sich über den medizinischen Rat hinwegzusetzen.

Ich dachte oft darüber nach, wie viele andere Patienten wohl nicht mehr beweisen konnten, dass die Ärzte sich auch in ihrem Fall schlichtweg geirrt hatten.

Mein Krankenzimmer gleich neben dem Schwesternzimmer war den am schwersten betroffenen Fällen der Intensivstation vorbehalten. Denjenigen, die ständige Beobachtung und Betreuung brauchten, denen das Pflegepersonal unter Umständen in Sekunden zur Hilfe eilen musste.

Beinahe täglich sind im Zimmer direkt neben mir Patienten verstorben. Irgendwann begriff ich, dass die Ärzte glaubten, auch mein Bett würde in nicht allzu langer Zeit frei werden.

Bei den täglichen Visiten blieb das Team aus Medizinern oft fünf Minuten und länger vor den Nachbarbetten stehen. Sie zählten die Krankheiten meiner Zimmergenossen auf und mit welchen Medikamenten sie dagegen vorgehen wollten. Immer hörte sich das alles sehr dramatisch an. Kein Wunder, dass die meisten starben.

An mir marschierten die Ärzte täglich vorbei, ohne irgendetwas zu sagen.

Ich konnte nur flüstern und versuchte deshalb, mit einem Schnalzen der Zunge auf mich aufmerksam zu machen. Auch wenn sich offenbar keine Veränderungen abzeichneten und die Mediziner mittlerweile alle über mich in Kenntnis gesetzt waren, hätte ich einfach gern ein paar Worte über meinen Zustand gehört. Meine Bemühungen, mich bemerkbar zu machen, blieben erfolglos.

Silke gelang es schließlich, durchzusetzen, dass ich nicht in eine Rehabilitationseinrichtung oder ein Pflegeheim entlassen wurde. Stattdessen wurde ich in ein Krankenhaus in Hannover verlegt. Die Klinik verfügte über eine spezielle Lungenstation.

Am 15. Februar, abends um acht, stand mein Krankentransport an. Bei zwölf Grad minus verluden mich die Sanitäter auf dem Hof in einen bereitstehenden Rettungswagen. In meinem dünnen Krankenhaushemdchen wurde ich dabei quasi schockgefrostet. Und ich konnte nicht einmal darauf hinweisen, dass ich fror, weil ich mich weder ausreichend artikulieren noch bewegen konnte. Nur meine Zähne klapperten vor sich hin.

Die Pritsche im Transporter war mal wieder zu kurz für mich; meine Füße lagen am unteren Ende auf einer Metallstange, was sich bei jeder Bodenwelle schmerzhaft bemerkbar machte. Auf den vereisten Straßen dauerte die Fahrt fast zwei Stunden. Ich war vor Kälte erstarrt, als der Krankentransport spät abends endlich vor dem Eingang der Klinik in Hannover hielt. Die Pfleger schoben mich durch endlose Gänge, bis ich kurz vor Mitternacht endlich auf einem Zimmer mit zwei weiteren Patienten ankam. Ich bekam den Fensterplatz hinter einem Raumteiler, der mir ein Minimum an Privatsphäre gewährte.

Die gesamte Station war eine reine Beatmungsstation, hörte ich jemanden sagen. Ich wurde umgebettet und an eine stationäre Beatmungsmaschine angeschlossen.

SILKE

„Was haben Sie denn getan?", rief mir der behandelnde Arzt morgens um zehn auf dem Flur der Lungenstation des Oststadtkrankenhauses entgegen, noch bevor wir uns einander vorgestellt hatten.

„Warum haben Sie den am Leben erhalten?", fügte der Mediziner noch hinzu.

Das sah nicht nach dem Beginn einer guten Freundschaft aus. Ich atmete tief durch: „Das besprechen wir in Ihrem Zimmer. Nicht hier auf dem Flur."

Das Krankenhaus in Hannover war nicht so komfortabel und neu wie das in Hameln. Und auch die Besuchsregelungen hatte man bereits seit längerer Zeit nicht mehr überarbeitet. Eigentlich durften Besucher hier morgens gar nicht auf die Zimmer, weil bis zehn das Frühstück und ab elf das Mittagessen angereicht wurde. Diese Vorschriften hatte ich unwissentlich missachtet und damit gleich die Stimmung verdorben.

„Es war der Wunsch meines Mannes zu leben, und er hat ja wohl das Recht dazu", klärte ich den Arzt auf, kaum dass sich die Tür des Arztzimmers hinter uns geschlossen hatte. „Ich würde jederzeit wieder so entscheiden. Und ein Pflegeduung, der die Betreuung im Anschluss an den Krankenhausaufenthalt bei uns zu Hause übernimmt, ist ebenfalls schon organisiert."

Nur damit das gleich geklärt war.

BURKHARD

„Warum haben Sie den leben lassen?", begrüßte der Stationsarzt an meinem ersten Morgen in Hannover meine Frau. Ich konnte es hören, denn er stand noch in der weit geöffneten Zimmertür, die Klinke in der Hand. Ich erkannte Silkes Stimme, anscheinend war sie ihm auf dem Flur entgegengekommen. Den Rest des Gesprächs bekam ich nicht mehr mit, denn die Zimmertür fiel hinter dem Mediziner zu. Doch ich konnte mir vorstellen, dass der Umgangston nicht der höflichste sein würde. Ich blickte aus dem Fenster auf eine weite, schneebedeckte Wiese. Die Sonne schien, auf der Straße unten entdeckte ich einige Cabrios, die dem Schnee zum Trotz bereits mit offenem Dach unterwegs waren. Außerdem hatte ich freien Blick auf den Hubschrauberlandeplatz. Ich konnte die Rettungshubschrauber beim Starten und Landen beobachten. Und hören natürlich auch.

Obwohl der schlechte Start im neuen Klinikum mich skeptisch stimmte, entpuppte sich der Aufenthalt auf der Lungenstation noch am selben Tag als sinnvoll. Mein Zustand verbesserte sich schlagartig, als ich den sogenannten *cough assist* kennenlernte. Beim *cough assist* handelt es sich um ein Gerät, das im Hamelner Krankenhaus nicht benutzt worden war. Das Design des grauen Plastikkastens erinnerte an Haushaltsgeräte der fünfziger Jahre, doch das Ding hat einen wunder-ähnlichen Effekt: Bei stärkerer Verschleimung der Lunge wird es an die Kanüle des *Tracheostoma* angeschlossen. Im Wechsel bläst es Luft in die Lunge und saugt sie anschließend wieder ein. So simuliert der *cough assist* den Husteneffekt und entfernt den Schleim aus den Atemwegen.

Dadurch bekam ich bereits nach wenigen Tagen deutlich besser Luft. Hätte ich die Existenz eines solchen Gerätes geahnt, hätte ich es viel eher benutzen wollen.

Täglich spürte ich jetzt kleine Verbesserungen meiner Atmung. Verständlich machen konnte ich mich allerdings nach wie vor nur durch Lippenbewegungen. Meistens lief die Kommunikation mit Fragen ab, die ich mit Kopfnicken oder Kopfschütteln beantworten konnte: Möchtest du was essen? Trinken? Soll ich die Decke zurückschlagen?

Immerhin war ich mittlerweile in der Lage, mit der Zunge zu schnalzen. So konnte ich die Schwestern endlich auf mich aufmerksam machen.

Die Kanüle meines *Tracheostoma* war noch immer ‚geblockt'. Das bedeutet, die Luft strömte nur über die Luftröhre in Richtung Lunge, nicht nach oben in Richtung Mund. Sinnvoll, denn so entfaltete die Beatmung den meisten Druck: Sie pustete das gesamte Luftvolumen in meine Lungen und blähte meinen Brustkorb wie einen Ballon. Nach oben durch den Mund konnte keine Luft ungenutzt entweichen. Allerdings konnten ohne einen Luftstrom nach oben auch meine Stimmbänder nicht bewegt werden. Nach einer Woche kam eine pfiffige Krankenschwester deshalb auf die Idee, diese Blockade aus der Kanüle probehalber einfach mal zu entfernen. Und siehe da: Plötzlich konnte ich wieder sprechen! Von einem Moment auf den anderen. Und zwar laut und deutlich. Die Schwestern staunten nicht schlecht, als sie plötzlich meine Stimme hörten. Die kannten sie bis dahin ja gar nicht.

Ab diesem Zeitpunkt wurde die Kanüle tagsüber nur minimal geblockt. Ich konnte mich wieder verständlich machen. Plötzlich meinte ich zu spüren, dass es endlich wieder ein klein wenig aufwärts gehen könnte.

Kapitel 13: Rund um die Uhr

B̲urkhard

Das Thema, wo ich nach der Entlassung untergebracht werden sollte, wurde auf der Lungen-Intensivstation des Oststadtkrankenhauses zunehmend dringlich. Durch den durch die Lungenentzündung hervorgerufenen Zusammenbruch hatte sich mein Gesamtzustand schlagartig drastisch verschlechtert. Ich war nicht mehr in der Lage, mich selbstständig zu bewegen, allein zu essen, meine Blase zu kontrollieren oder auch nur zu atmen. Ich war endgültig und dauerhaft auf die Beatmungsmaschine angewiesen. Unter diesen Umständen drohte mir jetzt das Pflegeheim, das war mir klar.

„Zurück in die eigene Wohnung zu gehen, davon können wir Ihnen nur abraten", lautete die Einschätzung meiner Ärzte. „Die Betreuung eines auf Beatmung angewiesenen Menschen ist viel zu umfangreich."

Ich selbst schien auf die anstehende Entscheidung keinerlei Einfluss nehmen zu können. Ich hatte die Kontrolle über den weiteren Verlauf meines Lebens verloren.

S̲ilke

Eine Frau und ein älterer Herr teilten das Dreibettzimmer mit Burkhard auf der Lungen-Intensivstation im neuen Krankenhaus in Hannover.

Wenige Tage nach seiner Einlieferung waren beide verstorben.

Ich kannte mich mittlerweile auf Intensivstationen aus und hatte gelernt, mich mit den Abläufen des Krankenhausbetriebes so gut es ging zu arrangieren.

Ich kannte die Fachbegriffe und die Namen der Untersuchungen. Ich wusste, dass Burkhard vor der täglichen Bronchoskopie nichts essen durfte, auch wenn diese erst am Abend stattfand. Auch, dass die Haare der Patienten nie gewaschen wurden und dass ich das besser nicht bemängelte, weil dann die Patienten unter ihren ‚schwierigen' Angehörigen zu leiden hatten, wusste und beachtete ich. Ich unterstützte das Pflegepersonal, wo ich konnte.

Sogar an das Sterben gewöhnte ich mich irgendwie. Es wurde alltäglich wie das Essen anreichen.

Ich wusste auch, dass mein Mann von den Medizinern bearbeitet wurde, wenn ich vormittags nicht anwesend war.

„Die Ärzte raten mir, in ein Heim zu gehen. Ein Pflegedienst kann das nicht zu Hause leisten", erzählte er mir nachmittags. „Sie sagen, in unserer Wohnung werde ich nicht lange überleben."

Immer wieder musste ich ihn vom Gegenteil überzeugen. Das war nicht einfach, schließlich wusste ich ja selbst nicht, was zu Hause auf uns zukommen würde.

Burkhards Entlassungstermin rückte in greifbare Nähe, die Mitarbeiterin der Pflegefirma hakte ihre Liste ab.

„Zwei Beatmungsgeräte haben wir."

„Der cough assist ist auch eingetroffen. Wunderbar!"

Unser Wohnzimmer verwandelte sich in ein Pflegezimmer. Außer dem cough assist und den Beatmungsgeräten war eine spezielle computergesteuerte Luftmatratze angeliefert worden, mit der man die Gewichtsverteilung des Körpers verändern konnte.

„Das Risiko des Wundliegens, das bei längerer Bettlägerigkeit immer besteht, kann mithilfe der Matratze minimiert werden", erläuterte die Fachfrau.

Daneben bekamen wir einen Atemluftbefeuchter und – für Burkhard lebenswichtig! – ein Absauggerät mit Absaugkatheter.

„Mit dem Apparat kann bei Atemproblemen über die Kanülenöffnung des Tracheostoma sofort Schleim abgesaugt werden", informierte mich die Pflegedienstmitarbeiterin weiter.

Außerdem stapelte sich das Verbrauchsmaterial, verpackt in Kartons und Plastiktütchen: Einweg-Handschuhe, Mullbinden und Desinfektionsmittel. Ich selbst hatte natürlich keine Ahnung, ob wirklich alles, was notwendig war, um einen künstlich beatmeten Patienten zu versorgen, inzwischen auch bei uns zu Hause eingetroffen war.

Zu meinem Glück half mir die Pflegefirma, die die Betreuung übernehmen sollte, bei allen Vorbereitungen. Die zuständige Mitarbeiterin bestellte nicht nur das notwendige, medizinische Material und richtete das zukünftige Kranken-Wohnzimmer mit mir gemeinsam her, sondern erklärte mir auch den Sinn der angelieferten Gerätschaften und klärte mit der Krankenkasse die finanzielle Versorgung ab.

Tatsächlich bewilligte die Kasse die Pflege zu Hause sofort und übernahm überraschend problemlos alle Ausgaben. Mir kam das wie ein kleines Wunder vor. Die zuständigen

Sachbearbeiter zählten offenbar zu den wenigen Menschen, denen es vollkommen gleichgültig war, wo mein Mann betreut wurde – was die Sache ausnahmsweise einmal angenehm unkompliziert machte.

Auch der Krankentransport nach Hause durch die Johanniter wurde von der Pflegefirma organisiert.

„Was fehlt uns denn eigentlich noch?", fragte die Mitarbeiterin der Pflegefirma schließlich mit einem prüfenden Blick auf ihre Liste.

Nun, das etwas Entscheidendes noch nicht eingetroffen war, war selbst mir aufgefallen.

„Das Bett." Ich deutete auf den riesigen Freiraum in der Mitte des Wohnzimmers.

„Oh", sagte die Dame. „Da sollten wir dann wohl nochmal nachhaken."

Zwei Tage bevor Burkhard entlassen wurde, traf auch das gigantische, elektronisch verstellbare Pflegebett endlich ein.

Ich selbst war inzwischen mit meinem Schlafzimmer nach oben in den ersten Stock gezogen. Das Wohnzimmer sollte meinem Mann und den Pflegern komplett zur Verfügung stehen. Neben all den medizinischen Geräten blieb sowieso kaum noch Platz.

Doch ich hatte dabei ein seltsames Gefühl. Wir würden ab sofort getrennt schlafen, ich würde vermutlich gar nicht hören, was unten im Wohnzimmer vor sich ging. Würde ich überhaupt mitbekommen, wenn es Burkhard nachts noch einmal so schlecht ging? Auch andere Gedanken kreisen in meinem Kopf. Anders als im Krankenhaus würde hier nur ein einziger Pfleger für meinen Mann zuständig sein, und kein Arzt, der zu Hilfe eilen konnte, war in greifbarer Nähe. Was sollten wir bei einer Panikattacke machen? Oder wenn ein Notfall eintrat?

Aus genau diesen Gründen rieten die Ärzte nach wie vor dringend zur Heimunterbringung.

Weil ich es war, die Burkhard immer wieder überredete nach Hause zu kommen, wuchs in den Tagen vor der Entlassung meine Angst. Hoffentlich war das alles auch wirklich richtig.

Am Entlassungstag, dem 11. März 2010, warteten die Mitarbeiterinnen und Mitarbeiter der Pflegefirma mit mir gemeinsam vor unserer Haustür auf den Krankentransport, mit dem Burkhard ankommen sollte. Unter den Pflegekräften waren auch Kevin, Olga und Thorsten, die meinen Mann bis heute betreuen.

Am Abend zuvor hatte ich Burkhard Hemd, Hose und Jacke ins Krankenhaus gebracht, um einen weiteren Krankentransport im dünnen OP-Hemd zu vermeiden. Ich bin immerhin lernfähig.

Der junge Pfleger Kevin hatte Burkhard bereits im Krankenhaus besucht und ihn kennengelernt. Er sollte heute die allererste Schicht übernehmen und hatte eine ganze Reisetasche dabei. An der Haustür zog er ein Paar Puschen hervor und fragte: „Wo kann ich denn meine Tasche hinstellen?"

Seine lockere Selbstverständlichkeit gab mir ein wenig Sicherheit zurück. Zumindest Kevin fühlte sich auf Anhieb heimisch.

Guck, es läuft doch, sagte ich mir selbst.

Für die Pfleger hatten wir einen Schreibplatz im Wohnzimmer eingerichtet, denn sie würden von nun an nicht nur ihre Arbeit und die Bestellungen von Verbrauchsmaterial dokumentieren, sondern auch Burkhards Gesamtzustand. Das Gäste-WC hatte ich zu einem separaten Bad für unsere neuen ‚Mitbewohner' umfunktioniert. Unsere Küche im Erdgeschoss würden die Pfleger in Zukunft mitbenutzen.

Als der Krankentransport der Johanniter endlich auf dem Hof vor unserem Carport hielt, freute sich Burkhard über all die Menschen, die ihn zu Hause in Empfang nahmen.

Die Pfleger und Pflegerinnen begrüßten ihn und stellten sich gleich der Reihe nach vor. Als er sein komplett auf ihn abgestimmtes neues Zimmer sah, hatte er Tränen in den Augen.

Ich konnte gar nicht realisieren, dass er jetzt wirklich wieder da war. Die acht Wochen, die Burkhard in den Krankenhäusern verbracht hatte, kamen mir in diesem Moment wie acht Jahre vor.

Die Pfleger verabschiedeten sich nach der Begrüßung; nur Kevin blieb da. Zusammen mit den Sanitätern sorgte er dafür, dass Burkhard sein im letzten Moment eingetroffenes, neues Pflegebett beziehen konnte. Ich selbst brauchte gar nichts zu tun. Erst in diesem Augenblick wurde mir wirklich bewusst: Ach ja, du hast doch jetzt Hilfe.

Einerseits eine Erleichterung, weil ich nun nicht mehr allein verantwortlich war. Andererseits sollte ich schnell merken, dass ich bis dahin keine Vorstellung davon gehabt hatte, was es bedeutete, immer – also wirklich immer, rund um die Uhr – einen mehr oder weniger Fremden im Haus zu haben. Die Pfleger würden Burkhard ständig betreuen. Es würde ab sofort immer jemand mit ihm im Raum sein. Sogar an eventuelle Raucherpausen hatten wir bei der Planung gedacht; diese würden in unmittelbarer Nähe zum Pflegebett vor der offenstehenden Terrassentür stattfinden. Nachts durften Burkhards Betreuer nicht schlafen, sondern mussten sich bereithalten, für den Fall, dass eine plötzliche Atemnot oder Ähnliches eintrat. Das bedeutete das schlagartige Ende jeder Intimität. Vertrauliche Vier-Augen-Gespräche mit meinem Mann waren plötzlich unmöglich geworden – und meine eigene Privatsphäre sehr viel eingeschränkter, als ich es je für möglich gehalten hatte.

Was dieser Zustand für den Alltag bedeutet, weiß man erst, wenn man es erlebt hat. In meiner eigenen Wohnung konnte ich plötzlich nicht mehr im Schlafanzug vor dem Fernseher sitzen oder meine Unterwäsche offen liegen lassen. In dieser Konsequenz hatte ich mir das vorher nicht ausmalen können. Ich konnte mir nicht vorstellen, dass das jetzt tatsächlich immer so sein sollte.

Ein plötzliches, lautes Rauschen, wie von einem überdimensionalen Haarfön, weckte mich. Weil es die erste Nacht war, in der ein ‚fremder Mensch' im Haus war, schlief ich sowieso sehr unruhig.

Im nächsten Moment hörte ich meinen Mann husten. Mit einem Satz war ich auf den Beinen und tappte die Treppe hinunter ins Wohnzimmer. Als ich eintrat, benutzte Kevin den cough assisst.

Ich gehöre zu den Menschen, die ein gewisses Maß an Ordnung durchaus schätzen. Benutztes Geschirr, zum Bei-

spiel, räume ich sofort weg. Ohne Ausnahme. Selbst nach Partys, sogar nach Alkoholgenuss bin ich immer noch in der Lage, den Geschirrspüler zu bedienen. Andere Menschen nicht.

Das war eine meiner wesentlichen Erkenntnisse der ersten Tage, in denen ich meine Küche plötzlich mit im Zwölf-Stunden-Rhythmus wechselnden Fremden teilte. Meine zweite Erkenntnis folgte rasch: Auch Pflegekräfte sind Menschen – unterschiedliche Menschen mit individuellen Vorlieben, unterschiedlicher Erziehung, kulturellen Einflüssen und variierenden Vorstellungen von Ordnung. Und mit Macken, natürlich.

Manche der Pflegerinnen und Pfleger waren mir auf Anhieb sympathisch; mit anderen hätte ich vermutlich kein zweites Gespräch geführt, wenn sie nicht dummerweise jeden zweiten Tag zwölf Stunden lang in meinem Wohnzimmer gesessen hätten.

Mit den meisten lief es von Anfang an gut. Wie mit Kevin, der das Talent besaß, gute Laune zu verbreiten, und mir, mithilfe seiner Hausschuhe, vom ersten Tag an ein Gefühl von Sicherheit vermittelt hatte. Mit ihm wurde der Alltag manchmal ganz unerwartet leicht, zum Beispiel, als ein Mitarbeiter des örtlichen Sanitätshauses einen neuen Rollstuhl lieferte. Als ich ins Wohnzimmer kam, hatte der Mann Kevin bereits sämtliche Funktionen erklärt.

„Ich hab' Ihren Sohn schon eingewiesen, Frau Linke", informierte er mich.

Kevin grinste.

„Gut, Kevin", nickte ich. „Dann bring du den Herrn zur Tür. Ich bleibe solange bei Papa."

Mit anderen Mitarbeitern hingegen mussten Burkhard und ich uns erst zusammenraufen und auf einen gemeinsamen Nenner kommen. Und wenn es gar nicht passte, wurden tatsächlich personelle Umstellungen nötig. Das und der Verlust der Privatsphäre machte die ersten Monate sehr, sehr nervenaufreibend. Burkhard und ich konnten nicht einmal einen Film allein ansehen und über private Dinge sprachen wir gar nicht, weil immer ein Pfleger mit am Bett saß.

Auch wenn Bekannte und Verwandte zu Besuch kamen, saß jetzt immer ein Pfleger mit am Kaffeetisch. Vor allem in diesen ersten Monaten gab es Momente, in denen ich dachte, ich packe die Pflege zu Hause nicht.

BURKHARD

Es ist eine ungeheure Umstellung, plötzlich ständig jemanden um sich zu haben. Aber in meinem Fall war es unvermeidbar. Es bestand noch immer jederzeit die Möglichkeit, dass durch die Beatmung plötzlich eine akute Luftnot entstand und die Kanüle rasch gewechselt werden musste. In so einem Fall zählte jede Minute. Außerdem ist so eine Rund-um-die-Uhr-Betreuung natürlich ein ungeheurer Luxus für jemanden, der sich nicht eigenständig bewegen kann. Ab sofort stand mir ständig jemand zur persönlichen Verfügung, der mir die eigenen Arme ersetzte.

Die 24-Stunden-Betreuung war ein dauerhafter Ausnahmezustand. Die Arbeitsabläufe in der Pflege mussten sich erst einspielen. Nicht nur technisch, auch menschlich. Die fremden Menschen mussten praktisch in unsere kleine Familie integriert werden. In diesem erzwungenen Zusammenleben kam es zwangsläufig zu Spannungen.

Im Laufe der ersten Wochen zu Hause identifizierte ich irgendwann die Worte, die, ausgesprochen von einem meiner Pfleger, der wertvollen Balance im Team am gefährlichsten werden konnte. Es handelte sich um den schlichten Satz: „Aber sag es nicht weiter!" Mit einiger Mühe begriff ich, dass mit diesem Satz die Arbeit der vorangegangenen Schicht infrage gestellt wurde.

Als Patient wurde ich dabei in eine Art Konkurrenzkampf verwickelt, bei dem eine Mitarbeiterin der anderen unterstellte, ihre Arbeit nicht korrekt gemacht zu haben. Warum diese Rangeleien nur zwischen weiblichen Mitarbeitern entstanden, weiß ich nicht. Doch Konflikte im Pflegeteam führten zu jeder Menge schlechter Laune in unseren vier Wänden.

Die zwischenmenschliche Harmonie besitzt zu Hause einen ungleich höheren Stellenwert als am Arbeitsplatz. Unsere Wohnung war jetzt beides. Und für Silke und mich war sie eben unser zu Hause, deshalb mussten wir die verschiedenen Menschen darin irgendwie auf einen Nenner bringen.

Ich zerbrach mir lange den Kopf, wie die „Sag's-aber-nicht-weiter"-Sache in den Griff zu bekommen war. Schließlich fingen Silke und ich an, alle neuen Pflegemitarbeiterinnen und Mitarbeiter gleich zu Beginn ihrer Tätigkeit bei uns darauf hinzuweisen, dass alle Ungereimtheiten persönlich mit der infrage gestellten Pflegekraft zusammen an meinem Krankenbett angesprochen werden. Seitdem habe ich den Satz „Aber sag es bitte nicht weiter!" nicht mehr gehört.

SILKE

Die Wohnung sah aus, als hätte eine Bombe eingeschlagen: Die Wände waren verdreckt, die Tapeten abgerissen, das Laminat aufgequollen. Die Mieter waren weg und hatten einen Saustall hinterlassen. Auf die Suche nach Nachmietern brauchte ich mich so gar nicht zu machen. Hier musste renoviert werden – das war mir auf den ersten Blick klar.

Für unsere Hausverwaltung war ich jetzt natürlich ganz allein verantwortlich. Ganz allein stand ich jetzt auch vor der Wahl: Verzweifeln oder anpacken?

Nachdem ich meine erste Schreckstarre überwunden hatte, erinnerte ich mich an die Renovierung meiner eigenen ersten Wohnung. Damals hatte ich das handwerklich hinbekommen. Einen Versuch war es wert, entschied ich. Kurzerhand packte ich Tapetenrollen, Farbe, Leitern und Laminat in unseren Volvo und fuhr los.

Die komplette Übernahme der Hausverwaltung war für mich wie schwimmen lernen durch einen Schubs ins kalte Wasser. Plötzlich musste ich allein Entscheidungen treffen, Wohnungen instand setzen und präsentieren, mit Kunden verhandeln und mich mit schwierigen Mietern auseinandersetzen. Nebenbei baute ich mir eine eigene Homepage auf.

Zu Hause guckte ich den Pflegekräften über die Schulter. Beim Kanülenwechsel und beim Absaugen wollte ich dabei sein und ließ mir erklären, wie das alles funktioniert.

Ich versuchte, mir die Handgriffe zu merken und übte bald selbst die medizinische Pflege. Ich dachte, im Notfall konnte es nicht schaden, wenn auch ich die medizinischen Abläufe beherrschte. Es konnte schließlich auch mal ein

Pfleger ausfallen. Bald konnte ich tatsächlich alles selbst. Auch die Materialbestellungen, die anfangs Aufgabe der Pflegefirma waren, übernahm ich nach kurzer Zeit. Nicht nur, um sicher zu sein, dass auch wirklich immer alles in ausreichender Menge vorhanden war. Ich gewann auf diese Art irgendwie auch das Gefühl zurück, in meiner eigenen Wohnung selbst die Zügel in der Hand zu halten.

Irgendwann war ich in der Lage, bei den in der Pflegebranche nicht seltenen personellen Veränderungen, neue Pfleger selbst einzuarbeiten.

Doch das Jahr 2010 fraß alle meine Energie. Zu der neuen Rund-um-die-Uhr-Betreuungssituation bei uns zu Hause, den Spannungen im Pflegeteam und der Arbeit mit der Hausverwaltung kam Burkhards instabiler Gesundheitszustand.

Meinem Mann ging es nach der Entlassung aus dem Krankenhaus nämlich gesundheitlich keineswegs gut. Es stellte sich heraus, dass er sich eine Infektion durch Krankenhauskeime eingefangen hatte, die mit starken Antibiotika bekämpft werden musste.

Nicht nur das, auch die Einarbeitung in die Intensivpflege und die Übernahme der Hausverwaltung gaben mir das Gefühl, als müsste ich in Rekordzeit eine Ausbildung in zwei komplett neuen Jobs absolvieren.

Im gesamten Jahr ging ich nicht aus. Ich bummelte kein einziges Mal durch die Stadt und gönnte mir keine Auszeit zum Shopping.

Ich hatte keine Ahnung, wie ich das auf Dauer durchstehen sollte.

Kapitel 14: In der Burg

BURKHARD

Zwei Dinge begleiteten mich aus dem Krankenhaus nach Hause, die ich lieber dort zurückgelassen hätte: eine Infektion mit multiresistenten Krankenhauskeimen und der Blasenkatheter.

Zum Zeitpunkt meiner Entlassung erfolgte das Entleeren meiner Blase bereits seit acht Wochen mithilfe eines an einen Urinbeutel angeschlossenen Schlauches.

„Sie werden Ihr Leben lang darauf angewiesen sein, Herr Linke", sparten die Ärzte mal wieder nicht mit düsteren Prophezeiungen.

Meine neuen Pfleger zu Hause waren anderer Meinung.

„Wir können versuchen, den Blasenkatheter abzutrainieren, Herr Linke", schlugen sie vor, kaum dass ich mein neues Pflegebett in unserem umgestalteten Wohnzimmer bezogen hatte.

Von der allgemein verbreiteten Meinung, dass Ärzte in allen Dingen besser Bescheid wüssten als das Pflegepersonal, war ich mittlerweile abgerückt. Ich hatte bereits mehr als einmal am eigenen Leib erfahren, dass Mediziner keineswegs allwissend waren. Außerdem waren es schließlich die Pflegerinnen und Pfleger, die täglich mit Katheter und Urinbeutel umgehen mussten. Ein Arzt, so vermutete ich, kam in der täglichen Praxis wohl eher selten mit diesen Tätigkeiten in Berührung. Die Wahrscheinlichkeit, dass erfahrene Pfleger sehr viel besser als ein Arzt abwägen konnten, ob ein Abtrainieren des Katheters möglich war, schätzte ich demnach als ausreichend hoch ein.

Außerdem kam der Optimismus der Pfleger meinen eigenen Wünschen durchaus entgegen: Ich wollte das Ding liebend gern wieder loswerden.

Der zum Urinbeutel führende Schlauch wurde also einfach abgeklemmt, und ich musste ab sofort wieder Bescheid sagen, wenn ich mich erleichtern musste. Es funktionierte. Sechs Wochen lang gewöhnte ich mich wieder daran, meine Blasenfunktion selbst zu kontrollieren. Als das zuverlässig klappte, entfernten die Pfleger den Katheter probehalber vollständig.

Drei Tage später wurde ich schmerzhaft auf den Boden der Tatsachen zurückgeholt: Ich bekam prompt einen Blasenstau und konnte gar kein Urin mehr lassen. Der Katheter musste wieder gelegt werden. Ein herber Rückschlag, der dem Pessimismus der Ärzte leider Recht zu geben schien.

„Das wird nie wieder", unkte der ansässige Urologe auch sofort und riet mir von weiteren Versuchen, den Urinbeutel loszuwerden, strikt ab. Keine große Überraschung. Mir allerdings widerstrebte es, einfach aufzugeben. Ich entschloss mich, dem Urologen das Gegenteil zu beweisen. Und wenn es Monate dauern sollte. Denn auch der konnte sich irren, davon war ich überzeugt. Entgegen des ärztlichen Rats trainierte ich also weiter.

Nach zwei Wochen, wagten wir bereits den nächsten Versuch. Seitdem bin ich den Katheter los.

Zugleich kämpfte ich an einer weitaus gefährlicheren Front: Bei meinen Klinikaufenthalten hatten es sich sämtliche

Krankenhauskeime, die man sich einfangen konnte, in meinen Atemwegen bequem gemacht. Sogar der gefürchtete, multiresistente *Staphylokokkus aureus,* bekannt als MRSA, wurde bei entsprechenden Untersuchungen identifiziert.

In meinem Zustand konnte der Angriff der Erreger auf mein Lungengewebe leicht zu einer erneuten, lebensbedrohlichen Krise führen.

Eine langfristige, hochdosierte und extrem kostspielige Therapie mit Antibiotika wurde in die Wege geleitet. Paradoxerweise glaubte niemand wirklich, dass diese Maßnahme Erfolg haben könnte.

„Wenn sich eine solche Keimbesiedlung einmal in den Atemwegen festgesetzt hat, wird sie nie mehr komplett verschwinden", lautete die Überzeugung der Lungenspezialisten.

Trotzdem inhalierte ich über einen Zeitraum von dreißig Tagen zweimal pro Tag mit dem unglaublich teuren, antibiotischen Medikament. Und die folgenden Tests zeigten tatsächlich eine durchschlagende Wirkung der Behandlung: Die Keime waren im Lungensekret nicht mehr nachweisbar. Die Untersuchungen wurden im Laufe des Jahres 2010 im Abstand von vier Wochen öfter wiederholt, um ein erneutes Ansteigen der normalerweise sehr hartnäckigen Parasitenpopulation so schnell wie möglich festzustellen.

Doch die Keime blieben verschwunden. Tatsächlich war ich Ende 2010 komplett keimfrei.

SILKE

2010 fand die Fußball-WM statt. In Südafrika. Die Leidenschaft für den Ballsport hatten Burkhard und ich schon immer geteilt. Eigentlich wäre dieses Ereignis ein persönliches Highlight für uns beide gewesen: Wir hätten ausgiebig gefeiert, hätten schwarz-rot-goldene Trikots getragen und wären zum Public Viewing gegangen.

Eigentlich ...

Jetzt rotierte ich, um unser neues Leben in geordnete Bahnen zu lenken. Und die Angst vor einer erneuten Lungenentzündung hing ständig wie eine dunkle Gewitterwolke über mir. Trotzdem wollte ich, dass die WM für Burkhard ein unvergessliches Erlebnis wurde. Ich wollte nicht hinnehmen, dass uns das einfach entging.

Weil die Teilnahme an WM-Partys in der Stadt unmöglich geworden war, beschloss ich kurzerhand, die WM zu Burkhard ins Pflegezimmer zu holen. Ich besorgte Fahnen, Trikots, Hüte und Vuvuzelas, dekorierte Wände und Bett passend, machte den Fernseher zum Raummittelpunkt und stellte auf der ans Wohn-Pflegezimmer angrenzenden Terrasse einen Grill auf.

Wenn ich die Terrassentür öffnete, war Burkhard mitten im Geschehen. So fanden die WM-Partys mit Freunden, Familie und Pflegern in diesem Sommer bei uns zu Hause statt.

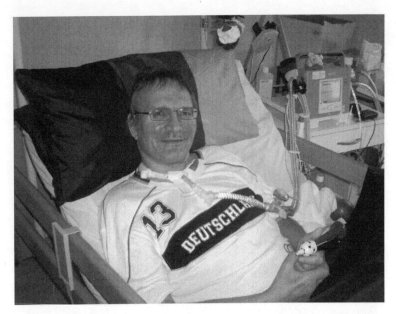

Weihnachten dann, nach etwa neun Monaten in den eigenen vier Wänden, stellte sich bei mir endlich das zaghafte Gefühl ein, dass ich die Kontrolle über unser Leben zurückgewann: Mein Mann akklimatisierte sich zu Hause. Die Hausverwaltung lief wieder runder. Ich kannte mich allmählich mit der Intensivpflege aus und hatte mich mehr oder weniger an die vielen Menschen in unserer Wohnung gewöhnt.

Langsam gelang es mir sogar, so etwas wie ein Vertrauensverhältnis zu den Mitarbeitern der Pflegefirma aufzubauen. Das war der vielleicht wichtigste, sicher aber auch der schwierigste Punkt an der dauerhaften Intensivpflege in den eigenen vier Wänden.

Erschwert wurde das Aufbauen von gegenseitigem Vertrauen anfangs dadurch, dass wir einige Male Pech mit den Pflegekräften hatten. Manchmal stimmte einfach die Chemie nicht; bei anderen schien es mir, als würden sie meinen

Mann gegen mich aufhetzen, und einige Pflegerinnen stifteten Unruhe – einmal wurde sogar etwas gestohlen.

Vermutlich sind all diese Schwierigkeiten in einer Situation wie unserer gar nicht so selten. Schließlich wird für die Rund-um-die-Uhr-Pflege eine ganze Menge Personal benötigt. Die Zwölf-Stunden-Schichten sind anstrengend, und es herrscht eine gewisse Fluktuation, da immer wieder Pflegekräfte in Jobs mit besseren Arbeitszeiten abwandern. Da kann gar nicht jeder Mitarbeiter ein Glückstreffer sein. Aber ein angespanntes Verhältnis zu Menschen, die praktisch mit unter dem eigenen Dach wohnen, zerreißt mit der Zeit selbst die strapazierfähigsten Nerven.

Ich bemühte mich, die Lage zu entspannen und versuchte, das Verhältnis Angestellte-Chef so weit wie möglich zu vermeiden. Von Anfang an waren Burkhard und ich mit den Pflegerinnen und Pflegern per Du. Mit Pflegern wie Kevin klappte das auf Anhieb. Doch wenn die Chemie nicht stimmte, halfen manchmal auch die freundlichsten Umgangsformen nichts.

Irgendwann wurde mir sogar bewusst, dass ich mich scheute, mein eigenes Wohnzimmer zu betreten, weil eine gewisse Pflegerin Dienst hatte. In dem Moment war mir klar, dass ich umdenken musste. Inzwischen wusste ich genug über die Intensivpflege, um mitreden und ernst genommen werden zu können. Aber ich musste mühsam lernen, ab und zu mal die Chefin raushängen zu lassen und mich durchzusetzen. Immerhin war es meine Wohnung. Das geriet allerdings schnell in Vergessenheit, als unsere vier Wände gleichzeitig für andere Menschen zum Arbeitsplatz wurden.

Durch Burkhards Krankheit konnten wir das Haus kaum noch verlassen. Die Pfleger hingegen wurden nach ihrer Zwölf-Stunden-Schicht abgelöst. Für meinen Mann und mich hatte die Harmonie also verständlicherweise einen deutlich höheren Stellenwert als für die Pflegekräfte.

Schließlich war es auch meine Privatsphäre, die weg war. Sonntage, an denen ich früher gern mal gesagt hatte: „Ich mache heute einfach gar nichts" gab es nicht mehr. Es sah mich jetzt immer jemand, egal ob ich gut drauf war oder nicht, ob ich krank war oder gefeiert hatte. Nicht einmal meine Post war länger geheim. Deshalb musste ich den vertrauensvollen Umgang miteinander durchsetzen. Ich wollte meine persönlichen Sachen in meiner eigenen Wohnung nicht wegschließen müssen.

Ende 2010 kehrte tatsächlich endlich Ruhe ein. Unsere Abmachung, Probleme offen anzusprechen, zeigte Wirkung, und die Atmosphäre in unserer Wohnung entspannte sich.

Heute bestehen sogar mit vielen Pflegern Freundschaften. Wenn neue Mitarbeiter bei uns anfangen, herrscht allerdings noch immer jedes Mal wieder eine gewisse Anspannung, bis man sich beschnuppert und kennengelernt hat.

Die eigentliche Herausforderung des vertrauensvollen Miteinanders liegt aber darin, dass dieser Zustand nicht vorübergehend ist, sondern über Jahre anhält. Das ist eine Belastungsprobe für die Nerven.

Partys halfen. Das hatte ich bereits durch die Südafrika-WM, kurz nach Burkhards Krankenhausentlassung, gespürt. Trotz der holprigen Eingewöhnungszeit verbesserte sich die Stimmung deutlich, wenn alle bunte Hüte trugen und in

Vuvuzelas pusteten. Und mir selbst machte dekorieren und feiern ja schon immer Spaß.

Seitdem taugte jeder Anlass für eine Feier: Weihnachten, Ostern, Fußballturniere oder das Oktoberfest. Und wenn grade gar nichts los war, organisierte ich eine Grill- oder Motto-Party. Das Pflegezimmer wurde jedes Mal passend dekoriert: mal Flower-Power, mal Fünfziger-Jahre, Schwarz-Rot-Gold zur Fußballmeisterschaft, Blau-Weiß zum Oktoberfest. Dazu wurde das Dirndl aus dem Schrank geholt. Es gab Haxen und Bier oder Cocktails und Tanz zur passenden Musik bis nachts um drei.

Eingeladen wurden alle: Pfleger, Physiotherapeuten, Logopäden, Freunde und Familie. Wer Zeit hatte oder gerade da war, machte mit. Burkhard war immer mittendrin.

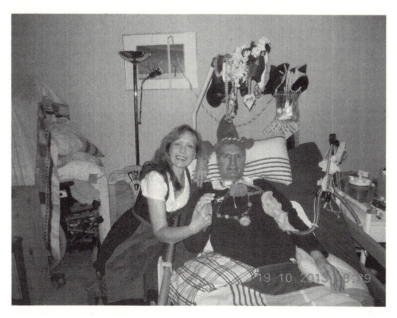

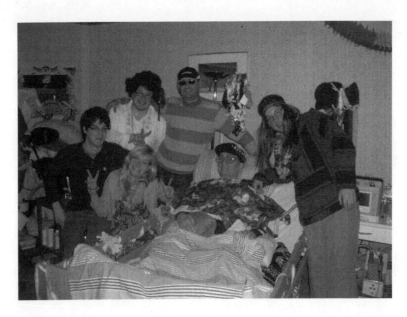

Eines Nachts wachte ich auf, weil ich unten in Burkhards Zimmer Geräusche hörte. Auch wenn sich die allgemeine Lage entspannt hatte, war mein Schlaf noch immer extrem leicht. Ich schlich die Treppe hinunter und lugte durch den Türspalt, vorsichtig, um Burkhard nicht zu wecken.

Ich erstarrte vor Schreck: Mein Mann war blau angelaufen! Die Pflegerin stand hilflos daneben. Sie schien einen kompletten Blackout zu haben. Mir hingegen war sofort klar: Die Kanüle war verstopft und musste gewechselt werden! Die Pflegerin schien vor Schreck erstarrt zu sein. Ich reagierte und führte den Kanülenwechsel kurzerhand selbst durch.

Was für ein Glück, dass ich darauf bestanden hatte, mir die Handgriffe von den Pflegern zeigen und erklären zu lassen, ging es mir durch den Kopf, als Burkhard wieder Luft bekam und sich seine Gesichtsfarbe normalisierte.

Burkhard

Insgesamt dauerte es bestimmt ein Jahr, bis sich meine Gesundheit und meine Lage zu Hause stabilisiert hatten und die täglichen Abläufe zur Routine wurden. Seitdem zeigte sich mein Zustand und auch die Arbeit und Stimmung im Pflegeteam stabil.

Mithilfe der Intensivpflege lebte ich jetzt in meiner Wohnung wie in einer Burg, durch Mauern abgeschottet von der Außenwelt. Doch wir sorgten dafür, dass das Tor immer offen stand.

Mein Bett befand sich im zum Pflegezimmer umgestalteten Wohnbereich, direkt daneben stand der große Tisch, an dem gearbeitet, gegessen und Gäste empfangen wurden. Silke achtete darauf, dass sich unser Familienleben um mich herum abspielt und ich am Geschehen teilhaben kann. Wahrscheinlich hätte ich sogar zu diesem Zeitpunkt noch immer ein kleines bisschen mobil sein können. Mit einem Lifter hätten mich meine Helfer in einen Rollstuhl setzen können. Die Beatmungsmaschine hätte hinten am Rollstuhl befestigt und mittransportiert werden können. Aber der Lifter war sehr unbequem, und die Atmung wurde für mich in der hängemattenartigen Hebevorrichtung zur Qual. Ich war mittlerweile auch sehr druckempfindlich an den Beinen geworden. Wenn Unterschenkel oder Füße die Rollstuhlkante berührten, schmerzte es stark.

Im Rollstuhl fehlte mir außerdem die Luftbefeuchtungsmaschine, die mir gewöhnlich das Atmen erleichterte. Nach kurzer Zeit litt ich ohne sie unter Halskratzen.

Die Ausflüge im Rollstuhl bedeuteten nicht nur für alle Beteiligten eine große Anstrengung, sondern waren natürlich immer mit einem gewissen Risiko verbunden. Der Akku der Beatmungsmaschine reichte vier Stunden. Im Stau stehen durfte ich da definitiv nicht.

Meist verzichtete ich also auf den Rollstuhl.

In meiner Bettburg fühlte ich mich wohl und sicher – das ist bis heute so. Ich habe es mir bequem eingerichtet und alles Notwendige in greifbarer Nähe positioniert. Wer mich sehen wollte, musste nun eben zu mir kommen.

Meine Vormittage waren mit der körperlichen Pflege und den regelmäßigen Besuchen von Physio- und Sprachtherapeuten gut gefüllt. Es hat sich eingespielt, dass Silke und ich privaten Besuch gewöhnlich lieber am Nachmittag bestellten. Alte Freunde vom Fußball und vom Schützenverein scheuten den Kontakt mit mir nicht.

Meine beiden Kinder gingen als mittlerweile junge Erwachsene zunehmend eigene Wege. Mein Sohn zum Beispiel reiste nach Abschluss der Schule für ein halbes Jahr nach Australien, und meine Tochter war als Teenager häufig mit Freundinnen unterwegs. Die persönliche Entwicklung und Entfaltung der beiden sollte durch meine Erkrankung auf keinen Fall eingeschränkt werden.

Ich bereitete unterdessen lange Zeit Nachhilfeschüler in Mathe und Physik aufs Abitur vor – mit ordentlichem Erfolg. Solange ich verständlich sprechen konnte, war diese Tätigkeit auch aus dem Bett heraus ohne weiteres möglich.

Musik, Radio und Fernseher hatte ich natürlich in der Nähe. Dass Sky die Bundesliga übertrug, war für mich ein unbezahlbares Geschenk. Ich sah jedes Spiel.

Die Tagespresse las ich immer, besonders den Immobilienteil. Mieten-Kaufen-Wohnen-Sendungen im Fernsehen interessierten mich nach wie vor, auch wenn Silke die Arbeit in der Hausverwaltungsfirma nun allein erledigen musste. Doch die kompliziertesten Abrechnungen erledigten wir immer noch gemeinsam.

„Als künstlich beatmeter Patient zu Hause zu leben und gepflegt zu werden, ist nicht möglich", hatten die Ärzte gesagt. „Sie wissen nicht, worauf Sie sich einlassen. Einer solchen Belastung können Sie als Familie gar nicht standhalten."

Diese Einschätzung widerlegen wir nun seit mittlerweile über drei Jahren.

Silke

Ich heule mich bei niemandem aus. Dafür berichten mir aber andere Menschen gern aus ihrem Leben. Wahrscheinlich ist es einfach Veranlagung, ich bin eher der Typ Mensch, der anderen zuhört, statt selbst mein Leid zu klagen.

Seit sich die Pflegesituation zu Hause eingespielt hatte, bekamen wir häufig Besuch. Viele unserer Freunde fühlten sich wohl bei Burkhard und mir, sie blieben gern stundenlang und erzählten.

Einige meiner alten Freundinnen allerdings verstehen bis heute nicht, warum ich mit Burkhard zusammenblieb. Manchmal spürte ich bei diesen Besuchen sehr deutlich, wie weit weg die anderen Menschen von meinem eigenen Leben waren oder wie weit ich mich von ihnen entfernt ha-

be. Probleme, über die sich andere den Kopf zerbrachen, kamen mir oft wie Kleinigkeiten vor. Ab und zu erwischte ich mich selbst dabei, wie ich dachte: Mensch, mach dir mal nicht ins Hemd!

Meine Dimensionen haben sich einfach verändert. Für viele Außenstehende waren sie vermutlich nicht mehr nachvollziehbar. Natürlich blieb ich selbst auf diese Art immer ein bisschen auf der Strecke, weil sich alles um Burkhard drehte. Drehen musste. Ständig. Weil ich unsere Wohnung nie für mich allein hatte und immer Trubel herrschte.

Doch irgendwann habe ich gelernt, hin und wieder auch an mich selbst zu denken.

Urlaub habe ich seit Thailand nicht mehr gemacht, aber mittlerweile verbrachte ich verlängerte Wochenenden mit meiner Schwester in Berlin oder an der See. Oder ich ging ins Café und war einfach mal eine Stunde allein. Mittlerweile schaffte ich es, mal loszulassen und abzuschalten.

Bevor ich Burkhard kennengelernt habe, hätte ich nie geglaubt, dass ich das alles könnte: Mit einem Rollstuhl quer durch Bangkok reisen, eine eigene Hausverwaltungsfirma leiten oder Intensivpflege in den eigenen vier Wänden leisten.

Dass uns alle nur abgeraten und nie ermutigt haben, hat es nicht einfacher gemacht. Natürlich wussten auch Burkhard und ich vorher nicht, ob der Weg, den wir gemeinsam gehen wollten, überhaupt zu schaffen war. Wie auch? Wir mussten uns diesen Weg selbst suchen, jeden Stolperstein selbst erkennen und mühsam zur Seite rollen. Es gab niemanden, der es uns vorgemacht hatte – oder uns auch nur aus eigener Erfahrung mit der Erkrankung Tipps hätte geben können.

Heute bin ich verdammt stolz auf das, was Burkhard und ich schon zusammen durchgestanden haben.

„Eigentlich müsste man das alles mal aufschreiben", haben wir öfter gesagt.

Kapitel 15: Noch mehr Träume

Burkhard

Heute lebe ich seit über vier Jahren mithilfe der Intensivpflege in meinen eigenen vier Wänden.
Mittlerweile bin ich weitestgehend bewegungsunfähig. Lediglich meinen Kopf kann ich noch ein bisschen drehen und neuerdings kann ich erstaunlicherweise auch zwei Finger der linken Hand wieder selbst bewegen. Das funktionierte in der extremen Hitze, Anfang August 2013, plötzlich und ist seitdem so geblieben. Die Jahre zuvor war das nicht möglich.
Seit ein paar Monaten wird das Reden zunehmend anstrengender und meine Sprache undeutlicher. Das Sprechen funktioniert sowieso nur im Takt der Beatmungsmaschine – sie pumpt kontinuierlich Luftstöße in meine Lungen und gibt mir damit den Rhythmus vor. Das bedeutet, nur in den Momenten, in denen die Maschine Luft in meinen Körper drückt, kann ich mich artikulieren. Die Maschine pustet mich sozusagen auf, weil mein Zwerchfell nicht mehr in der Lage ist, den Brustkorb mit Luft zu füllen.
Weil meine Aussprache leiser wird und verschwimmt, wird es schwieriger, mich verständlich zu machen. Die künstliche Beatmung behindert mich am meisten. Ohne die Maschine könnte ich im Rollstuhl viel mobiler sein; Ausflüge wären kein derartig großes Risiko.
Auch andere Dinge, an die ich früher keinen Gedanken verschwendet habe, kosten mich heute Zeit und Nerven.

Wenn eine Fliege auf meiner Stirn sitzt, kann ich sie nicht verscheuchen. Wenn es juckt, kann ich nicht kratzen.

Für jeden Handgriff rufe ich den Pfleger zu Hilfe: die Beine winkeln oder strecken, die Bettdecke wegnehmen, das Kopfteil des Bettes höher oder niedriger einstellen, mich auf die Seite drehen oder auch nur einen Arm anheben, Wasser lassen natürlich, essen, trinken, die Brille auf- und absetzen.

Manchmal bin ich es leid, immer um Hilfe bitten zu müssen. Dann kann mich ein Haar auf der Wange wahnsinnig machen. Ich versuche, es wegzupusten, weil ich nicht schon wieder um Hilfe bitten will. Aber meist gelingt es nicht, und ich gebe irgendwann auf. Dann wischt und kratzt ein Pfleger für mich. Dazu muss ich allerdings auch genau beschreiben, wo es zwickt. Sogar das kann unter Umständen sehr lästig werden.

Aushilfspfleger oder neue Pflegekräfte, die mich nicht so gut kennen, brauchen meist eine ganze Weile, bis sie verstehen, was ich meine. Zeigen kann ich ja nicht. Ich muss sehr genau erklären. Das strengt an, und oft fällt es mir nicht leicht, die nötige Geduld zu bewahren.

Auch mit Schwerhörigen ist die Kommunikation zunehmend eingeschränkt, weil meine Stimme immer leiser wird. Dieses Problem betrifft nicht nur meine Schwiegermutter und in das entsprechende Alter gekommene Freunde, sondern auch die eine oder andere Pflegekraft. Oft muss als letzte Möglichkeit Silke übersetzen. Wenn ich sie hereinrufe, weiß sie natürlich gar nicht, um welches Thema sich das Gespräch überhaupt gerade dreht. Ich muss von vorn beginnen, ihr noch einmal den ganzen Zusammenhang erklären, was mich sehr ermüdet.

Weil wir mittlerweile einige Erfahrung mit schwerhörigen Aushilfspflegern gesammelt haben, habe ich eine Zehn-Punkte-Frageliste aufgestellt. Sie hängt über meinem Bett. In Notfällen deutet mein Gesprächspartner darauf und ich brauche beim entsprechenden Punkt lediglich zu nicken.

Folgende Fragen haben sich bei totalem Kollaps jeglicher Kommunikation als besonders hilfreich erwiesen:

1. *Flasche anlegen?*
2. *Cough assist benutzen?*
3. *Neue TK legen?*
4. *Beine winkeln?*
5. *Beine strecken?*
6. *Minuten-Atem-Volumen ansagen?*
7. *Kopfteil hoch?*
8. *Kopfteil runter?*
9. *Trinken?*
10. *Silke rufen?*

Punkt zehn stellt nach wie vor die Notlösung dar. Wenn alles andere nichts bringt, bin ich wieder auf Silkes Übersetzung angewiesen.

S̲ɪʟᴋᴇ

„Silke?"
Mich weckte ein zaghaftes Klopfen an der Tür meines Schlafzimmers im ersten Stock.

Mein Blick wanderte zur digitalen Zeitanzeige meines Weckers. 3.56 Uhr. Mitten in der Nacht? Schlagartig war ich hellwach.

„Es tut mir so leid, dich aus dem Bett schmeißen zu müssen." Die Pflegerin war neu, es war ihre erste Nachtschicht. „Aber ich verstehe einfach nicht, was er mir sagen will."

„Schon gut." Ich schlüpfte in meinen Bademantel.

Burkhard seufzte erleichtert, als ich ins Pflegezimmer kam. Sekunden später war die Situation geklärt: Sein rechter Arm benötigte einen Positionswechsel, also legte ich ihn ein Stück höher auf das Kissen. Gut. Erledigt. Gute Nacht.

B URKHARD

Nach drei Jahren künstlicher Beatmung hatte sich am Zugang des *Tracheostoma* zur Luftröhre, unterhalb meines Kehlkopfes, wildes Fleisch gebildet. Gefährlich war das nicht, man hätte es auch einfach so lassen können. Allerdings bestand die Gefahr, dass die Kanüle, zum Beispiel beim Wechsel, an den Wucherungen hängen blieb und diese einreißen könnte. Dadurch drohten unkontrollierte Blutungen. Deshalb entschied ich mich für die kontrollierte Entfernung durch einen Arzt.

Der kleine Routineeingriff wurde bei mir zu Hause durchgeführt, damit mir der Transport ins Krankenhaus erspart blieb.

Die Operation war unter örtlicher Betäubung innerhalb von zehn Minuten erledigt. Da ich mit der kleinen Spritze kein Problem hatte, waren meine Frau und die Pflegerin aufgeregter als ich selbst. Ich merkte überhaupt nichts.

Seit Anfang 2013, nach fast drei Jahren Stillstand, verschlechtert sich mein Zustand schleichend. Neben dem Sprechen wurde auch das Schlucken schwieriger. Pudding, Joghurt und andere weiche Nahrung stellten kein großes Problem dar, krümelige Speisen und Brot hingegen schon. Paprika und Tomaten hatte ich abends gern gegessen. Jetzt klappte das Abbeißen nicht mehr.

Bereits im Frühjahr hatte mir die Hausärztin empfohlen, meine Ernährung mithilfe einer PEG-Sonde zu ergänzen. Bei der *Perkutanen endoskopischen Gastrostomie* handelt es sich um einen Schlauch, der durch die Bauchdecke hindurch Flüssignahrung direkt in den Magen leitete.

Ich weigerte mich lange, aber Ende 2013 merkte ich selbst, dass ich diesen nächsten Schritt nicht länger aufschieben konnte.

Im Dezember wurde der Eingriff durchgeführt. Ambulant. Kevin begleitete mich am Vormittag in den Operationssaal. Am Spätnachmittag war ich bereits wieder zu Hause.

Die Körperpflege und die Therapien nehmen einen großen Teil meiner Zeit ein. Kontinuierliche Gymnastik ist eine unverzichtbare Voraussetzung, um Jahre der Bewegungsunfähigkeit zu überstehen.

Die Vormittage unter der Woche sind mit der Pflege meines Körpers gefüllt. Zur Pflege gehören jetzt das Haare waschen, Rasieren, Zähneputzen, Eincremen und ein regelmäßiges Fußbad. Das alles kann im Bett erledigt werden.

Das Tracheostoma wird zwei Mal am Tag gereinigt, sonst kann es verstopfen.

SILKE

Mein Kopf dröhnte.

Die Springerin der Pflegefirma, die heute die Tagschicht gemacht hatte, war noch nie bei uns gewesen. Sie hatte Burkhard einfach nicht verstanden. Kein einziges Wort! So kam es mir jedenfalls vor. Ich hatte den gesamten Tag im Pflegezimmer gesessen und übersetzt. Trotzdem hatte Burkhard sich furchtbar aufgeregt. Geduld zählte noch immer nicht zu seinen Stärken.

Dann hatte er auch noch Schmerzen im Unterleib bekommen. Vor Aufregung, vermutete ich. Hoffentlich war das kein Blasenstau.

Als Olga endlich die Nachtschicht übernommen hatte, hatte ich mir erstmal einen Tee gemacht. Jetzt hockte ich vollkommen erschöpft in der Küche.

Bevor ich ins Bett fiel, ging ich noch einmal in den Keller hinunter und durchwühlte einen alten Karton mit Medizinmaterial.

Tatsächlich! Ich zog den Plastikschlauch hervor. Das war noch der alte Blasenkatheder, den wir seit drei Jahren nicht mehr brauchten. Ich wusste, dass der noch irgendwo sein musste. Ich nahm ihn mit nach oben und legte ihn ins Pflegezimmer, nur zur Vorsicht.

Als ich am nächsten Morgen wieder ins Zimmer kam, war der Katheder gelegt worden.

Obwohl der Katheder bereits am nächsten Tag wieder entfernt werden konnte und bis heute nicht mehr zum Einsatz kam, malte ich mir in solchen Momenten oft aus, wie es wäre, wieder allein mit Burkhard zu leben. Ohne Pflegefirma im Haus. Oder zumindest ohne fremde oder schwerhörige Springer. Und manchmal stellte ich mir auch vor, wie es wäre, wenn er wieder ohne die Beatmungsmaschine leben könnte. Ohne Pflegebett. Ohne Pflegezimmer.

Aber wir beide gaben nicht auf. Irgendwie ging es weiter, und wir machten das Beste daraus.

B URKHARD

Ich versuche weiterhin, der Krankheit die Stirn zu bieten und ihr Lebenszeit und -qualität abzuringen. Die letzten vier Jahre verbuche ich dabei bereits auf meinem Konto, denn hätten Silke und ich kampflos aufgegeben, wäre ich nach der Lungenentzündung im Krankenhaus nicht künstlich beatmet worden und gestorben.

Die Therapien nehme ich ernst. Sie erhalten die Funktionen meines Körpers — so gut es eben geht — und wirken somit den Symptomen und der Krankheit entgegen.

Mein Krankengymnast kommt dreimal die Woche, um meinen gesamten Körper systematisch durchzubewegen. Daneben erhalte ich regelmäßige Lymphdrainage, um die Flüssigkeitszirkulation in Gang zu halten. Meine Gelenkbeweglichkeit ist in allen Gelenken noch gut erhalten. Das ist nach über vier Jahren der Eigenunbeweglichkeit nicht selbstverständlich.

Wenn meine Hände oder Füße kalt sind, freue ich mich, wenn sie bewegt oder geknetet werden. Wer zu Besuch kommt, macht das meistens für mich.

Seit ebenfalls knapp vier Jahren trainiert zweimal pro Woche eine junge, hübsche Logopädin Zungen- und Lippenbeweglichkeit mit mir, um meine Aussprache noch so lange wie möglich zu erhalten. Gezielt übt sie mit mir, Silben zu trennen und mich zu artikulieren.

„A – ki. A – ko. A – ka."

Mit der Logopädin haben wir uns bereits angefreundet; sie kommt gern zu Partys und zur Weihnachtsfeier hat sie sich schon kurzerhand selbst eingeladen.

Die Logopädie ist gerade jetzt, wo meine Sprache sich verschlechtert, extrem wichtig. Ohne Sprache bin ich aufgeschmissen. Haare wegwischen oder die Position eines Armes verändern, darauf würde von allein niemand kommen.

Für den Fall, dass sich meine Sprachschwierigkeiten noch weiter verschlechtern, wovon auszugehen ist, habe ich probehalber schon einmal einen Sprachcomputer ausprobiert, dessen Curser über die Augenbewegung gesteuert wird. Dazu muss ich allerdings drei Sekunden exakt auf einen Punkt schauen. Das ist ungeheuer anstrengend für die Augen. Solange ich einigermaßen sprechen kann, will ich den Computer noch auf die Zukunft verschieben.

Von den zehn *ALS*-Fällen in unserem Landkreis, die mir bekannt sind, sind fünf Männer meines Alters betroffen, die genau wie ich jahrzehntelang Fußball in Vereinen gespielt haben.

Ich versuche ständig, mich weiter über meine Krankheit zu informieren, und oft kreisen meine Gedanken um sie. Dann überlege ich, ob die vielen betroffenen Fußballspieler wirklich ein Zufall sind. Oder stellt Fußball womöglich einen Risikofaktor dar? Was ist beim Fußball anders als bei anderen Ballsportarten wie Handball oder Volleyball? Fußball ist der einzige Sport, bei dem der Ball auch häufig mit dem Kopf weggestoßen wird. Könnte der Kopfball Einfluss auf das Gehirn und damit auf das gesamte, mit dem Gehirn zusammenhängende Nervensystem haben? Könnten die Erschütterungen Veränderungen bewirken?

Manchmal überlege ich, ob ich vielleicht nie mit dem Fußballspielen hätte beginnen sollen. Aber solche Gedanken sind müßig. Höchstwahrscheinlich hätte ich, auch wenn ich damals von einem Zusammenhang zwischen *ALS* und Fußball gehört hätte, gespielt. Ich fühlte mich damals viel zu jung, zu stark und zu gesund. Das Risiko, dass eine solch seltene Krankheit ausgerechnet mich treffen könnte, wäre mir verschwindend gering erschienen.

Silke und ich informieren uns regelmäßig im Internet, wie der Stand der internationalen Forschung im Bereich der Motoneuronen-Erkrankungen aussieht. Auf einer Homepage der Universität California wird viel von dem publiziert, was an neuen Erkenntnissen gewonnen wird.

Seit ich mich mit dem Thema beschäftige, höre ich immer wieder von kleinen, neuen Erkenntnissen in der Erforschung der Erkrankungen des Nervensystems. *ALS*-Gene sind mittlerweile identifiziert. Ansammlungen von RNA auf Zellebene, infolge von oxidativem Stress, konnten als Auslöser der Krankheit ausgemacht werden.

Die Supramolekulare Chemie entwickelt derzeit molekulare Pinzetten. Mit deren Hilfe können an Alzheimer erkrankte Mäuse erfolgreich behandelt werden. Bei den Mäusen gelingt es Wissenschaftlern inzwischen bereits, durch die Inaktivierung bestimmter Proteine, Nager mit Motoneuronen-Erkrankungen vor dem Tod zu retten. Würde es gelingen, die Erkenntnisse auf den Menschen zu übertragen, könnte *ALS* irgendwann heilbar werden. Doch bisher bleibt dieser Durchbruch noch aus. Als Betroffener kann ich nur abwarten, durchhalten und hoffen.

Und träumen kann ich auch noch. Kleine Träume. Zum Beispiel allein in einer Badewanne zu liegen, selbst zur Toilette zu gehen oder mit einem Eis in der Hand durch die Hamelner Altstadt zu bummeln und ein paar Leute zu treffen. All die Dinge eben, die für gesunde Menschen ganz normal sind.

Aber auch größere Träume habe ich durchaus: Ich stelle mir gern vor, mit Silke in den Urlaub zu fahren, in den Emiraten, bei fünfundvierzig Grad im Schatten, am Pool die Seele baumeln zu lassen. Oder in die USA zu fliegen. Oder Brasilien. Oder Japan. Oder die thailändische Insel Ko Samui. Und auch ganz große Träume verbiete ich mir nicht: Ein Motorrad, zum Beispiel. Ein schnelles natürlich.

Und falls die Medizin eines Tages ein Wunder vollbringt und eine Therapie der *ALS* möglich wird, wüsste ich die Zeit, die mir geschenkt würde, garantiert zu nutzen: Ich möchte eine Doktorarbeit schreiben.

Ach so, einen weiteren Traum muss ich noch erwähnen: Meiner kompletten Bewegungsunfähigkeit zum Trotz habe ich seit längerer Zeit den Wunsch gehegt, aus Silkes und meiner gemeinsamen Geschichte ein Buch zu machen. Ich habe gehofft, dadurch Betroffenen und deren Angehörigen Mut zu machen, ihren eigenen Weg im Umgang mit einer schweren Krankheit zu suchen.

Auch in Zukunft werde ich weiterträumen, solange ich kann.

Dank

Ich danke meiner Frau Silke für all ihre Geduld und die aufopfernde Pflege, die meine ALS-Erkrankung und die damit verbundenen Schwierigkeiten notwendig machen, und für ihre Unterstützung und Hilfe bei der Arbeit an diesem Buch, dessen Entstehung ohne sie nicht möglich gewesen wäre. Danke, dass du an meiner Seite bist.

Burkhard Linke, Dezember 2013

Unser gemeinsamer Dank gilt unserer ehemaligen Pflegedienstmitarbeiterin Carina Blome, die den Kontakt zu Lucie Flebbe hergestellt hat. Ohne sie hätte unsere Geschichte vermutlich nie den Weg aufs Papier gefunden.

Außerdem möchten wir die Gelegenheit nutzen und uns an dieser Stelle noch einmal ganz herzlich bei unseren treuesten Pflegedienstmitarbeiterinnen und Mitarbeitern Kevin, Thorsten und Olga bedanken: Euch gelingt es auch an hektischen Tagen, gelassen zu bleiben und Ruhe und Fröhlichkeit in den Alltag zu bringen.

Das über so lange Zeit harmonische Miteinander ist keine Selbstverständlichkeit, das ist uns sehr bewusst.

Wir hoffen, dass es noch lange so bleibt.

Silke Dörries-Linke und Burkhard Linke, Dezember 2013

Ich danke meinem Mann Detlef für sein Verständnis und die liebevolle Unterstützung, die mir wieder einmal die Arbeit an diesem Projekt, das mir am Herzen lag, ermöglicht hat.

All meinen Kindern danke ich für ihre Selbstständigkeit und das pünktliche Zubettgehen.

Lucie Flebbe, Dezember 2013

Die Autoren

Burkhard Linke wurde 1962 in der Rattenfängerstadt Hameln geboren. Nach Abitur und Bundeswehrzeit schloss er 1986 das Studium des Maschinenbaus ab. Während seiner beruflichen Laufbahn war er als Konstruktions- und Versuchsingenieur bei WABCO-Westinghouse, dem Marktführer für LKW-Bremsanlagen, tätig. Später arbeitete er bei MANNESMANN und beim Automobilzulieferer BOSCH als Werksleiter Qualitätsmanagement. 2008 ging Burkhard Linke aufgrund seiner Erkrankung an *ALS* vorzeitig in den Ruhestand.

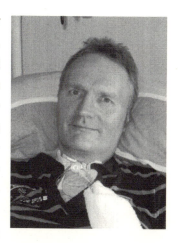

Aus erster Ehe hat Burkhard Linke zwei Kinder. Seit 2008 ist er in zweiter Ehe mit Silke Dörries-Linke verheiratet.

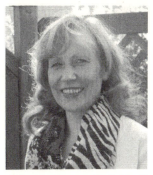

Silke Dörries-Linke wurde 1969 in Bad Pyrmont geboren. Nach dem Realschulabschluss absolvierte sie eine Ausbildung zur Kindererzieherin. Später war sie in verschiedenen Unternehmen als Bürodisponentin tätig. Seit 2008 ist sie mit Burkhard Linke verheiratet und betreibt seit einigen Jahren eine selbstständige Firma für Immobilien und Hausverwaltungen.

Lucie Flebbe kam 1977 in Hameln zur Welt. Nach ihrer Ausbildung zur Physiotherapeutin arbeitete sie elf Jahre lang in der Rehabilitation.

Für ihr Romandebüt wurde die Autorin 2009 mit dem ‚Friedrich-Glauser-Preis' ausgezeichnet.

Neben mittlerweile sechs Romanen hat sie zahlreiche Kurzgeschichten veröffentlicht. Ihre Leidenschaft für medizinische Themen fließt regelmäßig in ihre schriftstellerische Tätigkeit ein.

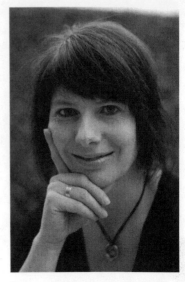

Lucie Flebbe lebt mit ihrer Familie in Bad Pyrmont.

www.lucieflebbe.de